风湿免疫科疑难病集萃　　　古洁若　廖泽涛　总主编

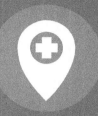

风湿免疫科疑难病例集
第一辑

祁军　闻向晖　主编

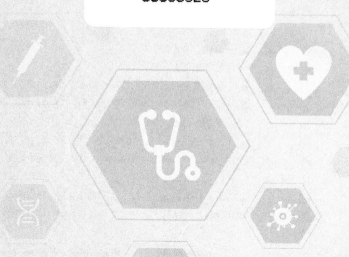

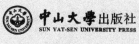 中山大学出版社
SUN YAT-SEN UNIVERSITY PRESS

·广州·

图书在版编目（CIP）数据

风湿免疫科疑难病例集．第一辑/祁军，闻向晖主编．-- 广州：中山大学出版社，2024.11．--（风湿免疫科疑难病集萃/古洁若，廖泽涛总主编）．ISBN978－7－306－08140－7

Ⅰ．R593.21

中国国家版本馆 CIP 数据核字第 2024FC8784 号

出　版　人：王天琪
策划编辑：古碧卡　吕肖剑
责任编辑：吕肖剑
封面设计：林绵华
责任校对：吴茜雅
责任技编：靳晓虹
出版发行：中山大学出版社
电　　　话：编辑部 020－84110283，84113349，84111997，84110779，84110776
　　　　　　发行部 020－84111998，84111981，84111160
地　　　址：广州市新港西路 135 号
邮　　　编：510275　　传　　真：020－84036565
网　　　址：http://www.zsup.com.cn　E-mail：zdcbs@ mail.sysu.edu.cn
印　刷　者：广东虎彩云印刷有限公司
规　　　格：787mm×1092mm　1/16　11.75 印张　255 千字
版次印次：2024 年 11 月第 1 版　2024 年 11 月第 1 次印刷
定　　　价：42.00 元

前言

　　风湿免疫性疾病，蕴含着很多的奥秘。疾病的表象纷繁复杂，即使是常见的风湿免疫病，每一类既会展现已有的共性，又会有不寻常的临床个性特征。因此，对于风湿免疫科的医生而言，每个病例的精准诊疗过程都需要医生在科学的逻辑思维基础上，将扎实的医学基础和临床的经验结合起来做出诊断。

　　本书选录了部分我院风湿免疫科近年来诊治的典型、疑难与复杂病例，这些病例是各级医师对患者进行细致的视触叩听诊疗过程、结合全面的辅助检查结果，以及多学科讨论后，制定出符合逻辑的、正确的诊治策略，并且获得了较好的诊疗效果和预后的实证。在编写过程中，我们对每一个病例进行了详尽的回顾与分析，还点评了诊治过程中的经验教训，提炼了诊治要点。值得强调的是，在风湿免疫性疾病的临床医教研并举的工作过程中，我们坚信，细节决定成败。患者每一个微小的变化，都可能成为我们解开疾病之谜的关键。因此，在诊治过程中，医生要始终保持高度的警觉和敏锐的观察力，从细微之处寻找线索尤为重要。本疑难病例集所收录的病例，既有常见疾病的罕见表现，也有罕见病的常见表型，让我们在熟知的疾病中发现新的启示，通过细致观察、层层剖析最终揭开谜团。我们相信多一份思路，少一份茫然；多一份智慧，少一份愚昧；多一份成熟，少一份幼稚。

　　我衷心感谢所有为本书付出努力和贡献的我们团队的每一位成员，是你们的辛勤付出和无私奉献，才使得这部书得以问世。我们期望通过本书向读者分享我们在风湿免疫疑难病例的诊治过程中获得的经验与教训，这里是我们智慧的浓缩，也是我们诊疗的法则、我们朝花夕拾、上下求索，为提高我们诊疗的水平同心协力，期望风湿免疫学科桃李芬芳。

　　我们深知，患者的信任与支持是我们不断前进的动力。每一位患者的康复，都离不开他们的坚持与配合。因此，我们始终秉持着医者仁心，运用我们的专业知识和技能，为患者提供最精准的治疗与最优质的服务，在此也特别感谢相关患者的知情同意分享。

鉴于我们医学知识的局限，本书在编写过程中难免存在不足之处，期待广大读者提出宝贵的建议，给予斧正。

中山大学附属第三医院风湿免疫科学科带头人：古洁若

2024 年 6 月 18 日

目　　录

病例 1　多关节肿痛 10 余年，反复发热 1 月余，反复晕厥 …………… 1

病例 2　下胸壁疼痛 5 年，腰背疼痛 2 年余 ………………………… 11

病例 3　皮疹、气促 4 天，全身乏力 2 天 …………………………… 19

病例 4　四肢肌肉酸痛 10 余天，右侧腰痛 1 天 …………………… 27

病例 5　腰骶部、四肢关节疼痛 1 年，加重 10 余天 ……………… 33

病例 6　四肢乏力 4 年余 …………………………………………… 40

病例 7　反复乏力 1 年半，加重 2 月 ……………………………… 46

病例 8　鼻塞、流涕、头痛 2 月 …………………………………… 52

病例 9　双侧髋关节、膝关节反复肿痛 2 年余 …………………… 59

病例 10　关节疼痛 2 年，鼻出血 10 余天 ………………………… 67

病例 11　全身多关节肿痛伴鼻塞、涕中带血 4 月余 ……………… 73

病例 12　反复晕厥 1 月余 ………………………………………… 82

病例 13　右膝关节隐痛 3 月余，肿痛 20 天，发热 2 周 ………… 90

病例 14　双足趾末端变紫、疼痛 2 月余，加重 2 天 ……………… 97

病例 15　反复关节肿痛 8 年，反复发热 10 月，右腿肿痛 2 月 …… 110

病例 16　发热伴左侧肢体肿痛 20 余天 …………………………… 117

病例 17　反复咳嗽 7 年余，发热 5 月，加重 10 天 ……………… 125

病例 18　下肢关节肿痛伴活动受限 5 月，加重半月 ……………… 133

病例 19　反复背部疼痛 5 年余，加重伴喘息、气促 6 月余 ……… 139

病例 20　反复发热伴口腔溃疡 20 余年 …………………………… 146

病例 21　反复口腔溃疡 7 年余，头晕 3 月 ………………………… 154

病例 22　颜面、四肢水肿 4 月，四肢关节痛 3 月 ………………… 162

病例 23　皮肤黄染、纳差 3 年，尿黄、口苦半年，皮肤瘙痒 10 余天 …… 171

病例1　多关节肿痛10余年，反复发热1月余，反复晕厥

女性患者，46岁。

一、主诉

多关节肿痛10余年，反复发热1月余，反复晕厥。

二、现病史及相关病史

患者于10余年前无明确诱因开始出现四肢关节肿痛，双手发麻，双手遇冷变白、变紫，脱发，口腔溃疡等症状，后症状逐渐加重。2003年7月，患者于A医院风湿科门诊就诊，检查提示：ANA 1∶320（＋）颗粒型，抗U1RNP（＋），ESR 48 mm/h，血常规中WBC 3.7×10⁹/L，补体C3降低。诊断为"结缔组织病：SSC? MCTD? SLE?"给予强的松40 mg qd，钙尔奇0.6 g qd，MTX 10 mg qw，叶酸5 mg qw。治疗1月后，患者症状较前缓解，后一直在该院门诊定期复诊调药，症状控制稳定。

自2005年起，患者自觉症状好转，开始不规律服药，仅在关节肿痛时服药，但双手遇冷变色及关节肿痛症状较前明显加重。2013年11月患者开始出现解小便时下腹部疼痛，遂至B区人民医院就诊，检查发现：尿隐血（2＋）。具体治疗过程不详。5月余前，患者诉吃海鲜后面部出现红色皮疹，全身多关节肿痛加重，未就医。2月前患者开始出现头晕、视物模糊、解泡沫样小便、尿痛加重，遂再次就诊于B区人民医院，查血常规：WBC 4.64×10⁹/L，Hb102 g/L，RBC 3.52×10¹²/L，PLT 107×10⁹/L；尿常规：尿蛋白（2＋），尿隐血（2＋），红细胞计数232.9个/μL；经颅多普勒检查报告提示：脑血管顺应性下降。给予活血、抗感染等对症处理（具体不详），症状缓解不明显。1月前曾因反复发热，最高体温39.5 ℃，口腔溃疡，咽部不适伴咳嗽、咳痰，以及关节肿痛，自服"白加黑、头孢拉定"治疗，但症状未见明显缓解，遂于中山大学附属第三医院（简称"我院"）住院。当时痰涂片检查见较多酵母样真菌菌丝及孢子，诊断为系统性红斑狼疮（SLE）、干燥综合征、肺部感染

（细菌、真菌），予甲强龙、羟氯喹、吗替麦考酚酯等治疗，以及给予大扶康和舒普深抗感染治疗，病情较前好转，于 6 月 4 日出院。

出院后规律门诊随诊。2 天前出现发热，最高体温 39.5 ℃，伴咽痛、咽痒，无咳嗽、咳痰，无胸闷、气促。今日起床后出现晕厥 3 次，当时呼之不应，双眼上翻，伴四肢抽动，持续约 1 分钟后醒转，无大小便失禁，无口吐白沫，"120" 救护车送至 C 医院，查血常规：WBC $2.7 \times 10^9/L$，NEUT% 89.6%，RBC $3.36 \times 10^{12}/L$，Hb 99 g/L，PLT $77 \times 10^9/L$；胸片示支气管炎。予退热、补液等处理后好转。现为进一步诊治，收入我院。院外期间，饮食可，睡眠欠佳，二便正常，体重无明显变化。

既往史与其他病史：对左氧氟沙星药物过敏，对海鲜类食物过敏；预防接种史不详。已婚，子女体健。配偶曾患肺结核。否认两系三代家族性遗传病史。

病史采集的重点和临床启示

该患者有系统性红斑狼疮病史，经治疗后发热改善，一段时间后再次发热，可能的原因主要有：狼疮疾病活动，狼疮中枢神经系统病变如神经精神狼疮、感染，甚至药物相关发热。图 1 所示为系统性红斑狼疮发热的主要诊疗路线图。

当确诊为 SLE 的患者合并发热时，要从以下几方面分析：①观察患者的体温、热型和一般情况。SLE 患者病情活动后体温常不超过 39 ℃，而感染导致的发热全身中毒症状相对较重。②根据患者病史、用药史、症状体征及治疗情况判断发热是否病情活动、感染或药物诱发引起。若患者出现发热伴头痛等神经系统症状，应进行影像学检查，同时如果没有明显禁忌证，应做脑脊液检查并检测有关的生化及免疫学指标以排除各种感染导致的脑炎。要关注真菌感染、结核菌感染的临床及影像学特点。③要进行各种常规化验，血培养，有关病原微生物、寄生虫等的检查，排除传染病。免疫学相关指标的检查、炎症指标及影像学检查判断患者是否合并感染。SLE 患者常易发生肺部感染、泌尿道感染。如果患者病程较长，激素剂量偏大，且患者除发热外没有明显血液、肾脏、关节等其他器官受累的表现，则要考虑 SLE 合并感染的发热。④排除以上因素后，尤其是对于年龄较大的发热患者，要检测肿瘤标志物等，排除合并恶性肿瘤。

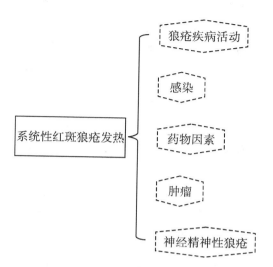

图 1　系统性红斑狼疮发热诊疗思路

单从患者基础疾病来看，系统性红斑狼疮疾病活动性指数（SLEDAI）活动性评分为重度活动。但是，狼疮活动相关的指标中，经过前次治疗，血小板计数逐渐回升，补体 C3 也从 5 月时的 0.27 g/L 回升到本次入院后的 0.62 g/L，且前次治疗后发热等症状均好转，考虑狼疮疾病活动不是本次发热的主要原因。

药物方面，目前并没有使用可能诱发药物性狼疮的药物，且从目前发热的先后次序来看，发热与药物无关联。

肿瘤方面，常有发热表现，常见恶性肿瘤有非霍奇金淋巴瘤、宫颈癌以及支气管肺癌等。但该患者彩超及胸部 CT 均未见占位性改变，而且 CT 所见浅表部位多处淋巴结还有缩小，考虑肿瘤所致发热的可能性小。

狼疮累及中枢神经系统，可出现脑梗死、出血、水肿或脑软化等病变，影响体温调节中枢，或者发生癫痫，引起发热。该患者一天内起床后出现晕厥 3 次，不排除神经系统病变可能，但查体未见神经系统定位体征，入院后未再发作晕厥，需详细了解晕倒前后的患者状态。可考虑必要时行头颅 CT 检查。

三、体格检查

患者 T 37.8 ℃，P 83 次/分，R 22 次/分，BP 116/83 mmHg。神清，对答切题，发稀疏，双侧面部及颈前散发红色皮疹，浅表淋巴结未扪及肿大，口腔黏膜光滑，无义齿，舌干裂，无舌苔，咽充血，双侧扁桃体 Ⅰ 度肿大，表面未见脓点。双肺听诊呼吸音稍粗，未闻及明显干湿啰音；心脏听诊无异常；腹软，无压痛，无反跳痛，肝脾肋下未触及。四肢关节活动正常，双下肢无水肿。

体格检查的重点和临床启示

体格检查主要围绕可能引起发热的 3 个方面展开。

感染方面：患者有无皮肤、呼吸系统、消化系统、泌尿系统、神经系统等感染的表现。

自身免疫性疾病方面：有无蝶形红斑、盘状红斑、龋齿，有无口腔溃疡、外阴溃疡，有无肌无力、肌肉压痛、雷诺现象，全身各关节有无肿胀、压痛、皮温升高，全身皮肤有无皮疹、皮肤增厚变硬，鼻梁、耳郭有无肿胀、压痛等。

肿瘤方面：有无胸骨压痛，全身浅表淋巴结有无肿大。

根据本例患者体格检查结果，可以得到以下启示：①体温稍升高，T 37.8 ℃，属轻度发热，提示体内可能有感染或炎症。②脉搏、呼吸及血压正常。③头发稀疏，可能是营养不良、贫血、甲状腺功能减退、全身性疾病、内分泌疾病等问题的表现。④面部和颈部皮疹，双侧面部及颈前散发红色皮疹，可能是过敏、皮肤病、感染及结缔组织病等问题的表现。⑤淋巴结无肿大，浅表淋巴结未扪及肿大，提示没有明显的局部炎症或肿瘤。⑥口腔和咽部正常。口腔黏膜光滑，无义齿，舌干裂，无舌苔，咽充血，双侧扁桃体Ⅰ度肿大、表面未见脓点，提示可能有轻度扁桃体炎。⑦肺部正常。双肺听诊呼吸音稍粗，未闻及明显干湿啰音，心脏听诊无异常，提示肺部和心脏无明显异常。⑧腹部正常，腹软，无压痛，无反跳痛，肝脾肋下未触及，提示腹部无明显病变。⑨四肢关节和下肢正常，四肢关节活动正常，双下肢无水肿，提示关节和下肢无明显病变。总体印象便是患者发热性疾病，有皮肤损害，肺部有阳性体征。因此，要围绕肺部感染性或非感染性疾病进行下一步诊治。

四、辅助检查

我院 2014 年 5 月 16 日查血常规：WBC 1.79×10^9/L，NEUT# 0.97×10^9/L，LYM# 0.57×10^9/L，RBC 3.05×10^{12}/L，Hb 88 g/L，PLT 66×10^9/L。我院 2014 年 5 月 16 日患者查体液免疫：IgG 19.47 g/L，IgA 1.46 g/L，IgM 1.1 g/L，补体 C3 0.27 g/L，补体 C4 0.08 g/L，CH50 18 U/mL；ANA 1∶3200 颗粒型，抗 dsDNA 抗体 75 IU/mL，AHA（＋），抗 RNP（＋），抗 Sm（＋），

抗 SSA 及抗 SSB 阴性；RF 阴性，抗 β2 糖蛋白 1 抗体阴性，狼疮抗凝物阴性，抗心磷脂抗体阴性；痰真菌涂片查到较多酵母样真菌菌丝及孢子；CRP 0.0 mg/L，ESR 89 mm/h。

腹部彩超（2014 年 5 月 14 日）：肝、胆、胰、脾及双肾超声未见明显异常，双侧输尿管未见扩张，膀胱检查未见明显异常，子宫附件显示不清。

2014 年 5 月 16 日，胸部 CT（图 2）：双肺下叶炎性改变，建议治疗后复查。双侧肺门、纵隔、腋窝及锁骨下淋巴结稍大。双肺散在钙化灶，纵隔及双侧肺门淋巴结钙化。

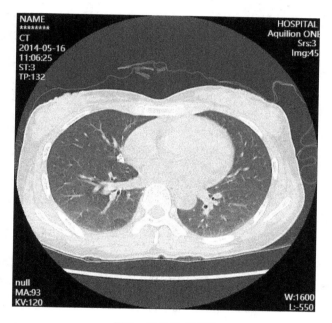

图 2　首次胸部 CT

头部 MR 增强 + MRA + DWI（2014 年 5 月 21 日）：左侧颞叶、放射冠少许变性灶。头颅 MRA 及 MRV 脑动静脉未见明显异常。部分空蝶鞍。

唇腺活检病理（2014 年 5 月 21 日）：腺体数量轻度萎缩减少，间质内散在少量淋巴细胞及浆细胞浸润，可见 1 个淋巴细胞聚集灶（淋巴细胞数 > 50 个）。

肾脏穿刺病理（2014 年 5 月 27 日）：石蜡切片免疫荧光 IgG、补体 C3（弥漫毛细血管袢颗粒状），C1q（节段毛细血管袢颗粒状 −），IgA、IgM（−）。肾小球膜性病变伴节段增殖（1/6）及节段瘢痕。鉴于免疫荧光不典型，是否符合狼疮性肾炎（LN），请结合临床。

复查胸部 CT（2014 年 5 月 28 日，图 3）：双肺下叶炎性改变较前稍吸收好转，其余大致同前。

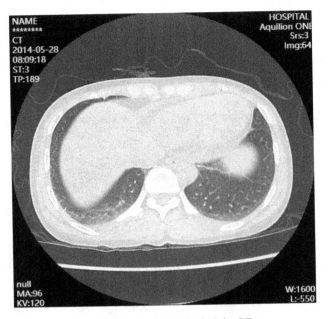

图 3　第一次治疗后复查胸部 CT

2014 年 6 月 22 日至 C 三甲医院查血常规：WBC 2.7×10^9/L，中性粒比例 89.6%，RBC 3.36×10^{12}/L，Hb 99 g/L，PLT 77×10^9/L；胸片：示支气管炎。

入院后查血常规（2014 年 6 月 23 日）：WBC 3.6×10^9/L，NEUT# 3.47×10^9/L，LYM# 0.06×10^9/L，RBC 3.02×10^{12}/L，Hb 87 g/L，PLT 60×10^9/L，网织红细胞计数 43.5×10^9/L。尿常规：蛋白质 +，上皮细胞 73.40/μL，白细胞计数 80.5/μL，红细胞计数 25.2/μL。大便常规三项（含潜血）正常。尿蛋白肌酐比值 213.97 mg/mmol，1891 mg/g。生化全套：ALT 52 U/L，AST 54 U/L，GGT 47 U/L，ALP 44 U/L，总蛋白 35.8 g/L，白蛋白 22.2 g/L，球蛋白 13.6 g/L，钾 3.22 mmol/L，钠 129 mmol/L，氯 95.6 mmol/L，钙 1.89 mmol/L，磷 0.83 mmol/L，尿素氮 8 mmol/L，肌酐 94 μmol/L，糖 16.78 mmol/L，尿酸 256 μmol/L，血淀粉酶 104 U/L，血脂正常，胆红素正常，总胆汁酸 0.8 μmol/L，LDH 251 U/L，CK 18 U/L，α - 羟丁酸脱氢酶 192 U/L，CK-MB 8 U/L，LDH-1 19 U/L，肌红蛋白 1.6 μg/L。体液免疫：IgG

5.02 g/L，IgA 0.45 g/L，IgM 0.21 g/L，补体 C3 0.62 g/L，补体 C4 0.25 g/L，CH50 23 U/L，CRP 53.6 mg/L，ESR 27 mm/h。凝血四项：正常。6 月 24 日 ANA 1∶100（＋）颗粒型，抗 dsDNA 阴性。肥达 - 外斐试验阴性，流感 A + B 抗原阴性，呼吸道病原体九项阴性，EB 病毒 DNA 及巨细胞病毒 DNA 阴性。登革热抗体阴性，真菌 D 葡聚糖阴性，血培养阴性。T-SPOT 阴性。本次入院无咳嗽，痰涂片检测未完成。

辅助检查的重点和临床启示

辅助检查方面，根据发热待查指南推荐，需初步完善三大常规，胸片、胸部 CT 等影像学检查，炎症指标（CRP、PCT、ESR），血清抗体检查（支原体、衣原体、EB 病毒、巨细胞病毒等），流感抗体，T 细胞亚群分析，血、尿、痰培养和药敏试验，免疫学检查（抗核抗体、抗 ENA 抗体谱、风湿三项、自免五项、RF 检测等），腰穿、骨穿等。病原体相关检查：结核相关的检查包括结核抗体试验、PPD、γ 干扰素释放试验、痰涂片找结核杆菌；肥达 + 外斐氏试验；登革热抗体检测；G 试验和 GM 试验（真菌）。

根据本例患者检验、检查结果，我们可以得到以下一些启示：①感染性病变。患者的 WBC 和 NEUT#轻度降低，这提示可能存在骨髓造血受到抑制或者自身免疫性疾病，或者某种感染等。同时，尿常规检查发现有白细胞和红细胞的计数增高，提示可能有尿路感染或系统性红斑狼疮病情活动。此外，患者的红细胞沉降率（ESR）轻度升高，这可能也与感染性或非感染性炎症或者贫血等有关。②贫血。患者的 RBC 和 Hb 降低，提示存在贫血。这可能与患者的慢性炎症性疾病、胃肠道失血或者自身免疫性疾病有关。③肾脏病变。尿蛋白肌酐比值（UPCR）和尿蛋白（＋）提示患者可能有肾脏病变。尿常规中尿液管型的存在也提示了这一点。这可能与患者的贫血、低蛋白血症以及轻度肾功能不全（尿素氮和肌酐水平升高）有关。④电解质紊乱。患者的钾、钠和钙水平均轻度异常，这提示可能存在电解质紊乱。⑤免疫系统异常。患者的 IgG、IgA 和 IgM 水平均降低，这提示可能存在免疫系统异常。同时，患者的补体 C3、补体 C4 和 CH50 水平也降低，这进一步证实了免疫系统的异常。⑥炎症状态。患者的 CRP 水平升高，这提示存在炎症反应。结合患者的贫血、白细胞减少、免疫系统异常以及肾脏病变等症状，可能是存在全身性炎症性疾病，如系统性红斑狼疮（SLE）或其他自身免疫性疾病。本例患者发热以来，有咽痛、咽痒，但无咳嗽咳痰和尿路刺激等情况，也无消化系统表现，存在狼疮活动的表现如脱发、新出现的口腔溃疡、白细胞及血小板减少、补体下降等，疾病活动评分临床提示重度活动。因此，考虑发热可能与疾病本身活动有关。但是，明确患者发热是否仅由系统性红斑狼疮单一疾病引起，还是系统性红斑狼疮合并感染性疾病引起，需进一步检查和诊断，以便进行相应的治疗。

五、诊断

（1）系统性红斑狼疮。
（2）干燥综合征。
（3）肺部感染。
（4）体位性低血压。
（5）肺结核，痰镜检（＋）。

六、治疗方案及转归

患者入院后，中餐后两小时测末梢血糖 28.7 mmol/L，结合空腹血糖 16.78 mmol/L、低钾、低钙，给予口服补钾、静推葡萄糖酸钙，同时给予 5% GS 455 mL＋10% NS 45 mL＋胰岛素 12 IU 以 170 mL/h 静滴，监测末梢血糖，适时调整速度。治疗后，患者血糖逐渐降低到正常范围，继续监测发现患者血糖基本正常。患者晕厥 3 次，追问晕厥前后情形，患者诉体位改变时晕倒，因此考虑其晕厥与体位有关，加强支持治疗后未再有类似症状。患者每日早晚皆有发热，最高体温达 39 ℃，给予乐松 30 mg 口服后体温恢复正常。

2014 年 6 月 25 日复查 WBC $2.79 \times 10^9/L$，NEUT# $2.59 \times 10^9/L$，LYM# $0.16 \times 10^9/L$，Hb 98 g/L，PLT $86 \times 10^9/L$；查 ALT 58 U/L，AST 40 U/L，血白蛋白 25.3 g/L。给予瑞白（粒细胞集落刺激因子）150 μg 皮下注射治疗，升高白细胞。入院后予希舒美＋大扶康抗感染治疗 3 天，体温无下降趋势，6 月 26 日患者仍反复发热，体温 36.9～39 ℃，无明显咳嗽咳痰，查体两肺呼吸音粗，未闻及明显干湿性啰音。复查胸部螺旋 CT（图 4）：双肺弥漫性炎性病变，较前明显进展、加重；双侧肺门、纵隔、腋窝及锁骨下淋巴结较前明显缩小；双肺散在钙化灶，纵隔及双侧肺门淋巴结钙化，大致同前；少量心包积液，基本同前。

6 月 27 日复查血常规：WBC $5.12 \times 10^9/L$，NEUT# $4.9 \times 10^9/L$，LYM# $0.13 \times 10^9/L$，Hb 114 g/L，PLT $76 \times 10^9/L$；PPD 试验阴性，真菌 - D 葡聚糖 142.2 pg/mL，降钙素原（PCT）1.59 ng/mL，ESR 37 mm/h，CRP 43.9 mg/L，提示仍有炎症反应，考虑存在细菌感染，停阿奇霉素（希舒美），改为美罗培南注射剂（美平）0.5 g q8h。但至 6 月 29 日，凌晨体温达 39 ℃，服用洛索

洛芬（乐松）30 mg 后体温逐渐降至 37 ℃。

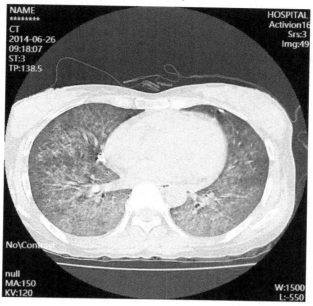

图 4　本次检查肺部 CT（2014 年 6 月 25 日）

　　截至 6 月 29 日已用氟康唑治疗 4 周，以及甲泼尼龙 36 mg qd 口服，美平 0.5 g q8h 静滴抗感染治疗，仍反复高热，CT 提示肺部感染进展，考虑真菌感染控制不佳或狼疮本身活动导致肺部病变加重。激素调整为甲强龙 40 mg 静脉输注，每天 1 次；美平继续静脉输注，氟康唑改为伏立康唑（威凡）0.1 g 静脉滴注，1 天 2 次。至 7 月 2 日，患者经甲强龙 40 mgqd 静脉输注，吗替麦考酚酯（扶异）2 粒 2 次/日，羟氯喹（赛能）200 mg 2 次/日治疗，美平 + 威凡抗炎抗真菌治疗，化痰、护肝护胃等治疗，体温仍反复波动、热峰不减，亦曾试用增加甲强龙至 40 mg 上午 + 20 mg 下午治疗，体温仍未能得到有效控制。为明确肺部病变性质，予纤维支气管镜检查。7 月 4 日 PCT 0.453 ng/mL，较前有所下降。

　　7 月 4 日内镜诊断：支气管黏膜轻度炎性改变，见少量白色黏液状分泌物，取左基底段刷检涂片送病原学检查；吸痰送各项病原学检查。吸痰片结核菌抗原阴性、未见真菌菌丝及孢子、未找到细菌；刷片涂片找到抗酸杆菌 1 +，未见真菌菌丝及孢子。根据目前检查结果，考虑患者肺部结核感染，停威凡及美平，给予利福平 + 异烟肼 + 吡嗪酰胺 + 乙胺丁醇抗结核治疗，同时给予莫西沙星抗感染治疗。患者服用抗结核药物后，体温高峰开始下降，抗结核治疗 1 周后，体温波动在 36.9 ～ 38.3 ℃。

7 月 7 日肝功：ALT 184 U/L↑，AST 428 U/L↑，总蛋白 41 g/L，白蛋白 24.2 g/L，球蛋白 16.8 g/L，补体 C3 0.58 g/L↓，补体 C4 0.43 g/L↓，CH50 29 U/mL，ESR 18 mm/h，CRP 24.7 mg/L。WBC 4.23×10^9/L，NEUT# 3.66×10^9/L，LYM # 0.23×10^9/L，RBC 4.07×10^{12}/L，Hb 119 g/L，PLT 96×10^9/L。转氨酶较前升高，予加强护肝治疗。治疗两周后，体温恢复正常。

诊治小结和思考

由于系统性红斑狼疮合并感染的风险比普通人群高，结核感染风险也会增高且不典型，文献报道从出现结核相关症状到明确诊断，时间在 2 ～ 91 天，中位数是 31 天。早期诊断需对系统性红斑狼疮合并结核感染的特点有所了解；同时，还需要注意以下方面：①病史和家族史。本例患者本身无结核病史，但患者家人有患结核病史，这也增加了患者既往感染结核的风险。文献报道系统性红斑狼疮合并结核者，本人既往有结核病史的约占 8.1%，家人中有患结核的约占 9.7%，绝大部分仍然是狼疮治疗后患病。②辅助检查如 PPD 和 T-SPOT 等。系统性红斑狼疮合并结核确诊的患者中，PPD 阳性率为10%～26.9%，这显示 PPD 试验对诊断使用糖皮质激素治疗的系统性红斑狼疮患者是否患有结核感染意义有限。因此，在本例患者，即使 PPD 试验阴性，也不应排除结核感染可能性。T-SPOT 试验对系统性红斑狼疮合并结核检出阳性者约90%，这意味着在需要判断结核感染可能性时，应选择T-SPOT检查。但也要注意当患者免疫功能下降时，也可能出现 T-SPOT 阴性的情况。③影像学检查。X 片或 CT 可查出常见的结核感染如浸润性肺结核、纤维空洞型肺结核与血行播散性肺结核。本例患者前两次胸部 CT 仅见少许肺炎症状，但是后来再复查发现肺部结核病变。提示临床上在诊断不明的情况下应做 CT 检查，必要时可间隔一段时间复查，多次检查，以尽快明确诊断。④痰涂片和纤维支气管镜检查。痰涂片可能发现 20% 左右抗酸染色阳性。纤支镜肺泡灌洗液检查可提高检出率。

系统性红斑狼疮病程中出现发热需全面分析，感染较为常见，除细菌和真菌及病毒感染外，合并结核感染常常不易诊断，甚至误诊为细菌或真菌感染而延误治疗。系统性红斑狼疮合并结核感染常见广泛的肺内病变以及肺外结核，血行播散性肺结核发生率高、病死率高。早期诊断系统性红斑狼疮合并结核感染需要注意：是否有结核感染既往史和家族史；辅助检查应用 PPD、痰涂片，并要重视联合 T-SPOT 检测以提高检出率；注意肺部影像学改变可能不典型，必要时需多次复查胸部 CT；诊断有困难时行纤维支气管镜肺泡灌洗液检查。

病例 2 下胸壁疼痛 5 年，腰背疼痛 2 年余

男性，44 岁。

一、主诉

下胸壁疼痛 5 年，腰背疼痛 2 年余。

二、现病史及相关病史

患者 5 年前无明显诱因于侧卧位时发现下胸壁肋骨酸胀疼痛，按压时明显，程度可忍受，无向他处放射，未予特殊干预；逐渐由间断疼痛发展为持续疼痛，多次外院行胸片检查未见异常。2 年前患者抬重物后自觉腰背部酸胀疼痛不适，活动时不适明显，休息后可缓解，但逐渐出现活动受限，弯腰前屈困难，咳嗽、打喷嚏时腰背部疼痛可加重，伴晨起全身僵硬，持续约 10 分钟，活动后晨僵感可缓解。多次外院就诊，考虑"腰椎间盘突出"，予理疗等对症治疗（具体不详），腰背疼痛无好转。1 年前逐渐出现双肩关节、双膝关节、前脚掌疼痛，活动时加重，休息后缓解，逐渐出现翻身困难、步态僵硬，步行时，双腿叉开呈"八"字形。

患者多次外院就诊并住院，查 HLA-B27（－），CRP、ESR、ANA、ENA、ANCA 正常，ALP 377 U/L，P 0.41 mmol/L，UA 128 μmol/L，尿糖（＋），尿蛋白（＋～＋＋）。骶髂关节 MR 提示：关节隙变窄，关节面毛糙，考虑双骶髂关节炎。骨密度测定提示骨质疏松症（T＝－3.7SD），故诊断"强直性脊柱炎、骨质疏松"。先后予美洛昔康、洛索洛芬止痛消炎，沙利度胺调节免疫，并予益赛普生物制剂（12.5 mg×46 针）治疗 3 个月，下胸壁肋骨、腰背部、双肩关节、双膝关节、前脚掌疼痛较前无明显好转。现患者为求进一步诊治，收入我科。起病以来，患者无发热、皮疹，无口干、眼干，无光过敏、脱发，无关节红肿、发热，无骨折，无疲乏无力，无胸闷、呼吸困难，无恶心、呕吐等不适，精神、睡眠、胃纳可，二便正常，体重无明显变化。

既往史与其他病史：既往肺结核病史 20 年，曾规范抗结核治疗 9 个月，后遵医嘱停药。因使用生物制剂，于 2014 年 3 月使用雷米封＋利福平预防抗

结核治疗。有慢性乙型病毒性肝炎病史 23 年，先后予干扰素（2004 年）、拉米夫定（2004—2006 年）及阿德福韦酯（2006—2014 年服用代丁）治疗，2014 年 3 月改用恩替卡韦（名正）抗病毒治疗。慢性前列腺炎病史 4 年。否认重大手术外伤史，有甲硝唑药物过敏史，否认输血史，免疫接种史不详。父亲因肝癌去世，母亲因骨肉瘤去世。两个弟弟乙肝表面抗原阳性。否认家族中有类似患者，否认遗传病史、冠心病史、高血压史及糖尿病史。否认两系三代家族性遗传病史。

病史采集的重点和临床启示

了解患者症状出现有无诱因，了解最早出现的症状，以及患者症状发展变化经过、诊治经过，主要的异常发现。问诊需要从以下方面进行询问和鉴别。

1. 脊柱及脊旁软组织疾病

（1）损伤。①急性损伤：急性腰扭伤、脊柱骨折脱位、急性椎间盘脱出、小关节滑膜嵌顿、脊旁软组织损伤等；②慢性损伤：慢性腰部劳损、椎弓峡部裂及滑脱、椎间盘突出症、棘上棘间韧带损伤、肌筋膜慢性劳损（肌筋膜痛综合征、肌纤维组织炎）、骶关节劳损等。

（2）脊柱炎症。①化脓性：化脓性脊柱炎、硬膜外脓肿、蛛网膜炎；②非化脓性：脊柱关节炎（含强直性脊柱炎），SAPHO 综合征；③特异性感染：脊柱结核等。

（3）退行性病变。①腰椎退行性骨关节病：腰椎间盘突出症、腰椎退行性滑脱、腰椎小关节紊乱；②腰椎管狭窄症：中央椎管狭窄症、侧隐窝狭窄症。

（4）内分泌代谢紊乱性骨关节病：骨质疏松症、甲状腺功能减退、甲状旁腺功能亢进等。

（5）骨发育异常及姿势性疾病。①结构异常：脊柱裂、移行椎等；②姿势异常性疾病：姿势性劳损、脊柱侧弯、青年性驼背、腰椎前凸和后凸等。

（6）脊柱肿瘤。①原发性肿瘤：比较少见，如骨样骨瘤、骨血管瘤等；②继发性脊柱肿瘤：其他部位肿瘤转移到脊柱；③椎管内肿瘤：神经鞘膜瘤、神经纤维瘤、脂肪瘤、血管瘤等。

2. 内脏疾病牵涉痛

（1）腹膜外疾病：肾盂炎、肾盂肾炎、肾结石、肾结核等。

（2）盆腔疾病：男性前列腺炎及肿瘤，女性盆腔炎、附件炎、子宫肿瘤等。

（3）腹腔疾病：胃及十二指肠溃疡、胰腺癌、肝癌等。

3. 精神心理性疾病

常见的有精神紧张症、过度疲劳综合征、癔症、抑郁症等。从患者病史询问可知，其腰背痛不符合炎性腰背痛。故考虑脊柱关节炎可能性下降。从患者 X 片及 CT 可见，患者存在多部位骨折，另外骨密度检查提示骨密度降低，患者病程中无外伤史，考虑患者骨折为轻微碰撞引起，患者本人尚未察觉，骨折与身痛考虑为骨密度减低所致。需进一步分析骨密度减低的原因。

患者尿常规多次提示尿糖、尿蛋白阳性，但患者血糖、糖化血红蛋白正常，排除糖尿病所致尿糖升高及糖尿病肾病，考虑肾小管功能受损。患者25 - 羟维生素 D 水平低，可能与血磷下降有关，但不能解释患者尿糖升高。患者血磷水平低，血磷绝大部分在近端小管重吸收，如血磷从尿液排泄增加，考虑近端小管受损。血钙也是大部分在近端小管重吸收，一部分在远端小管重吸收，该患者在补钙情况下血钙处于正常水平低值，考虑钙从肾流失排泄增多，也支持肾小管损害。

血清碱性磷酸酶主要来源于肝脏和骨骼，但患者无肝功能异常，且 GGT 不高，胆红素也正常，肝胆彩超也未见异常，不支持肝病所致的碱性磷酸酶升高，故考虑骨骼疾病如佝偻病、软骨病、骨恶性肿瘤或肿瘤骨转移等的可能性及内分泌疾病的可能性。但该患者甲状旁腺激素未见异常，影像学不支持骨肿瘤或恶性肿瘤骨转移。患者非自幼发病，也不支持佝偻病。故考虑患者骨软化所致碱性磷酸酶升高可能性大。

以上分析，考虑患者低磷及低钙与肾小管损害有关，低磷低钙可导致骨软化。

进一步追查引起肾小管损害的原因。该患者家族中无类似患者，且患者非自幼患病，遗传性疾病证据缺乏。结缔组织病相关肾小管损害方面，也缺乏结缔组织病证据。内分泌疾病方面，检查未见异常。肾毒性药物或其他中毒所致肾小管损害需要追查原因。患者既往药物治疗史中所用的药物阿德福韦酯可能引起肾小管损害，患者服用阿德福韦酯时间较长，考虑与本病相关的可能性大。

患者存在低血磷、低血钙、代偿性成骨细胞增殖，使血清 ALP 升高。诊断上目前考虑范科尼综合征（继发性）、骨软化症。

三、体格检查

患者 T 36.8 ℃，P 70 次/分，R 20 次/分，BP 134/69 mmHg。发育正常，营养良好，体型中等，体位自主；步行入科，姿势僵硬，外八步态。无皮疹，无口腔溃疡，颈椎、胸椎、腰椎生理曲度变直，胸椎 T7、T8 有压痛，腰椎 L3、L4 叩击痛阳性，双侧骶髂关节压痛（－）。颈部活动度可，胸廓扩张度 2 cm，脊柱侧弯轻度受限，改良 Schober 试验 2.5 cm，指地距不能配合，枕墙距 0 cm。双侧骨盆挤压试验（＋），双侧直腿抬高试验（－），双侧"4"字征（＋），足底有压痛。四肢关节无肿胀与压痛，浮髌征（－）。四肢肌力正常，肌张力正常，无肌肉萎缩。全身浅感觉无异常。生理反射存在，巴彬斯基阴性。

体格检查的重点和临床启示

体格检查主要围绕营养状态、甲状腺、消化系统、泌尿系统以及肌肉骨骼等进行。营养方面：患者有乙肝病史，了解有无营养不良情况，以及肝硬化失代偿相关表现。患者血钙及血磷低，检查患者甲状腺部位有无异常。还需了解消化系统如胃肠道有无疾病导致营养吸收障碍，检查有无腹部肠鸣音亢进及有无压痛和反跳痛；肿瘤方面检查有无胸骨压痛，全身浅表淋巴结有无肿大。全身肌肉骨骼方面，检查具体疼痛部位，有无关节炎，有无肌腱端炎，有无脊柱活动受限和胸廓活动受限等。

根据体格检查信息，可得出以下启示：①体温正常，脉搏和呼吸正常。②血压 134/69 mmHg，属于正常高值，需要防止进一步升高。③姿势僵硬与外八步态：这可能与神经系统疾病、肌肉骨骼问题或其他身体状况有关，需要进一步检查。④脊柱生理曲度变直和胸腰段压痛：提示可能存在脊柱病变，如椎间盘突出、椎管狭窄等。⑤双侧骶髂关节压痛（－）：说明骶髂关节没有炎症或损伤。⑥双侧直腿抬高试验（－）：说明没有腰椎间盘突出或坐骨神经受压的情况。⑦双侧"4"字征（＋）：这提示可能有髋关节病变或其他身体状况，需要进一步检查。⑧全身浅感觉无异常：提示感觉系统正常。⑨生理反射存在，巴彬斯基征阴性：说明神经反射正常，没有锥体束受损的情况。综上所述，该患者需要注意血压情况，并进一步检查以明确是否存在脊柱病变或其他身体异常状况。同时，姿势僵硬和外八步态也需要进一步评估和治疗。

四、辅助检查

2013 年 3 月 4 日，A 医院骶髂关节 MR：骶髂关节腔隙变窄，关节面毛糙，考虑双骶髂关节炎。补体 C3 0.73 g/L，HLA-B27（－）。尿常规：尿糖（3＋），尿蛋白（1＋）；尿蛋白定量0.99 g/24 h。

患者入院后，7 月 8 日查 WBC 7.69×10^9/L，RBC 4.69×10^{12}/L，Hb

139 g/L，PLT 189×10⁹/L。尿常规：尿糖（1＋），尿蛋白（1＋），尿潜血微量。大便常规：未见异常。生化检测：AST 22 U/L，ALT 13 U/L，GGT 15 U/L，ALP 422 U/L↑，总蛋白 64.1 g/L，白蛋白 43.9 g/L，球蛋白 20.2 g/L，钾 3.52 mmol/L，钠 140 mmol/L，氯 109.7 mmol/L，钙 2.23 mmol/L，磷 0.72 mmol/L↓，尿素氮 8 mmol/L，肌酐 106 μmol/L，糖 4.38 mmol/L，尿酸 133 μmol/L；糖化血红蛋白 4.9%；尿蛋白/肌酐比值 43.73 mg/mmol↑，尿蛋白肌酐比值 387 mg/g↑，HLA-B27（－），红细胞沉降率 3 mm/h，CRP 0.2 mg/L；ANA、dsDNA 抗体、ENA、ANCA 等指标阴性，尿磷 9.13 mmol/24 h，尿钙 4.81 mmol/24 h。24 小时尿蛋白 0.37 g/24 h，25-羟维生素 D 38.7 nmol/L↓。体液免疫、风湿二项未见异常。甲状旁腺激素 iPTH 2.33 pmol/L（参考值：1.3 ~6.8 pmol/L），IPT2 21.97 pg/mL（12 ~ 65 pg/mL）。降钙素 2.01 pmol/L。甲功三项：FT3、FT4 及 TSH 均在正常范围。24 小时尿钾 20.1 mmol/24 h，24 h 尿磷 9.13 mmol/24 h，24 h 尿钙 4.81 mmol/24 h。血浆皮质醇及 ACTH 节律正常。性激素六项：睾酮 35.68 nmol/L（参考范围 8.4 ~ 28.7 nmol/L），孕酮 0.74 nmol/L（参考值：0.89 ~ 3.88 nmol/L），卵泡刺激素、垂体泌乳素、黄体生成素及雌二醇在正常范围。血浆渗透压 303 mOsm/kg，尿渗透压 273 mOsm/kg。尿尿酸 2.6 mmol/24 h。乙肝表面抗原定量＞130.0 IU/mL。HBV YMDD 变异检测提示无变异。颈椎、胸椎、腰椎正侧位片：①颈椎轻度不稳、退行性变、骨质疏松；②胸椎、腰椎轻度退行性变及骨质疏松。

　　7 月 10 日会诊外院片：左肺尖陈旧性结核纤维钙化灶，局部胸膜轻度增厚并部分肺大疱形成。7 月 10 日脊柱和骶髂关节 CT：颈 5/6 椎间盘膨出并突出，颈椎轻度退行性变及骨质疏松；腰 2/3、3/4、4/5、腰 5/骶 1 椎间盘膨出，胸椎、腰椎轻度退行性变、骨质疏松；双侧肋骨、腰椎横突骨质多发假骨折线形成；骶髂关节骨质疏松，骶骨多发假骨折线形成（图 1）。建议进一步检查排除甲状旁腺疾病、肾脏疾病或其他疾病。

　　7 月 10 日全脊柱 MR：颈 5/6 椎间盘软组织膨出并向左后突出，颈椎、胸椎及腰椎轻度退行性变；颈椎、胸椎、腰椎部分椎体内可见多发长 T1、稍长 T2 信号影，边缘模糊。多发骨质疏松，部分骨髓水肿；颈椎及腰椎后方皮下软组织肿胀。（腰椎 MR 见图 2）

　　7 月 10 日腹部彩超：肝胆胰脾肾等未见异常；前列腺稍大。7 月 11 日骨密度检查：Hologid Discovery A 设备检测，腰椎 T 值 -3.8，Z 值 -3.6；股骨颈 T 值 -3.5，Z 值 -3.0；全髋 T 值 -2.6，Z 值 -2.3。

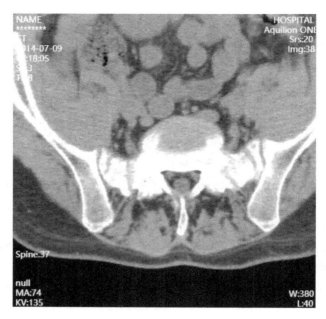

图 1　骶髂关节 CT

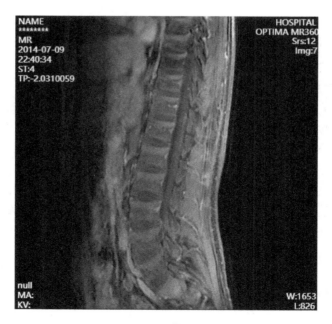

图 2　腰椎 MR

辅助检查的重点和临床启示

辅助检查方面，根据发热待查指南推荐，需初步完善三大常规、血生化及甲状腺功能、25 - 羟维生素 D，胸部 CT、脊柱 MRI 等影像学检查，炎症指标（CRP、PCT、ESR），免疫学检查（抗核抗体、抗 ENA 抗体谱、风湿三项等）；必要时骨穿等。根据检查结果，我们可以得到以下启示：

（1）骶髂关节炎：MR 显示骶髂关节腔隙变窄，关节面毛糙，考虑双骶髂关节炎。这可能需要进一步评估和治疗，特别是在症状严重的情况下。

（2）肾脏问题：尿常规检查显示尿糖和尿蛋白呈阳性，尿蛋白定量为 0.99 g/24 h，超过了正常范围。这提示可能存在肾脏疾病，需要进一步的检查和治疗。

（3）骨密度减低：影像学检查发现肋骨、腰椎横突骨质及骶骨多发假骨折线，骨密度检查显示腰椎、股骨颈和全髋的 T 值和 Z 值均低于正常范围，说明存在严重的骨密度降低。这可能与患者的肾脏疾病有关，或者是其他原因的骨代谢异常。

（4）乙肝表面抗原定量 > 130.0 IU/mL。HBV YMDD 变异检测显示无变异。这表明患者有乙肝病毒感染，需要进一步评估和治疗。

（5）颈椎、胸椎、腰椎退行性变：颈椎、胸椎、腰椎正侧位片显示颈椎、胸椎、腰椎轻度退行性变、骨质疏松，需要进一步的评估和治疗。

（6）其他问题：患者有陈旧性结核纤维钙化灶和局部胸膜轻度增厚并部分肺大疱形成等问题，需要进一步评估和治疗。

综上所述，根据检查结果，该患者存在骶髂关节炎、肾脏疾病、骨质疏松、乙肝病毒感染和颈椎、胸椎、腰椎退行性变等问题。需要进一步检查和治疗。

五、诊断

（1）范科尼综合征。
（2）成人骨软化症。
（3）慢性乙型病毒性肝炎。
（4）陈旧性肺结核。
（5）颈椎间盘突出。
（6）肺大疱。

六、治疗方案及转归

治疗方面，调整抗乙肝病毒药物为恩替卡韦、碳酸钙 D3、骨化三醇等。7 月 20 日复查 WBC $5.64 \times 10^9/L$，RBC $4.6 \times 10^{12}/L$，Hb 139 g/L，PLT $168 \times 10^9/L$。尿常规：尿糖（1＋），尿蛋白（－），尿潜血（－）。大便常规：未见异常。生化检测：AST 20 U/L，ALT 14 U/L，GGT 18 U/L，ALP 449 U/L，总蛋白 64.1 g/L，白蛋白 41.7 g/L，钾 3.08 mmol/L，钠 140 mmol/L，氯 109.7 mmol/L，钙 2.33 mmol/L，磷 0.85 mmol/L↓，尿素氮 8 mmol/L，肌酐 115.5 μmol/L。半年后随访，患者身痛症状基本消失，血钙及血磷恢复正常范围。

诊治小结和思考

患者下胸壁疼痛，腰背疼痛，既往被诊断为强直性脊柱炎，治疗无改善。回顾病史，患者骶髂关节 MR 提示骶髂关节炎，但其疼痛表现为非炎性腰背痛。骨密度检查结果提示骨密度下降，脊柱 CT 与 MR 提示有假性骨折。化验检测发现血磷低，并有尿液异常。最终发现，患者低磷骨软化与使用抗乙肝病毒药物阿德福韦酯有关。对于腰背痛，应根据病情表现判断是否符合炎性腰背痛，否则不支持脊柱关节炎。医护人员应充分了解和告知患者阿德福韦酯的不良反应。对于骨密度下降者，应首先了解是骨软化还是骨质疏松。对于使用阿德福韦酯治疗的乙肝患者，病程超过 2 年需要评估肾脏损害及低磷骨软化可能性。本病治疗低磷血症主要是针对病因治疗，同时根据情况选择补钙、补磷治疗，以及使用骨化三醇治疗。停用阿德福韦酯后，可改用替米夫定或者恩替卡韦。需要注意的是，本病骨密度下降不宜使用双磷酸盐治疗，因其可能进一步使血磷降低。

病例 3　皮疹、气促 4 天，全身乏力 2 天

男性患者，74 岁。

一、主诉

皮疹、气促 4 天，全身乏力 2 天。

二、现病史及相关病史

患者 4 天前无明显诱因出现面部皮疹，伴有双眼眼睑水肿及皮疹，并出现活动后气促，遂至当地医院就诊。查血常规：WBC 6.18×10^9/L，Hb 166 g/L，PLT 125×10^9/L。血气分析示：PH 7.42，二氧化碳分压（PCO_2）30.5 mmHg，氧分压（PO_2）117.4 mmHg，肌钙蛋白 I（cTnI）、BNP 未见异常。胸片示：①右中下肺及左下肺炎症；②拟左心室增大。胸部 CT 示：双肺散在炎症，右侧少许胸腔积液，拟诊为"肺炎"。入院后予莫西沙星、祛痰等治疗，诉气促有所改善。2 天前出现全身乏力，皮疹增多，分布于颈项部及肘关节及手指等处，皮疹无疼痛与瘙痒，并出现左上肢肿胀，肿胀部位按压时疼痛；查血肌红蛋白（MGB）667.9 ng/mL，AST 159 U/L，血清肌酸激酶（CK）3081 U/L，血清肌酸激酶 – MB 同工酶（CK-MB）44 U/L。左上肢动静脉彩超：未见异常。当地医院建议患者转院治疗，现为进一步诊治，急诊拟"肌酶升高"收入院。起病以来，患者精神一般，睡眠、胃纳差，小便少，大便如常，体重近期无明显变化。

既往史与其他病史：既往因白内障、青光眼于外院行手术治疗（具体不详），对头孢过敏，否认高血压、糖尿病、冠心病等慢性疾病史，否认肝炎、肺结核等慢性传染性疾病史，否认重大手术外伤史。已婚已育，1 子 1 女及配偶体健。否认家族中有类似病患者，否认遗传病、传染病、冠心病、高血压病史及糖尿病病史。兄及弟患鼻咽癌已去世。否认两系三代家族性遗传病史。

病史采集的重点和临床启示

该患者有皮疹、气促及乏力，病史询问需要了解以上症状有无诱因。起病

时的首发症状，以及随后的发展变化经过和诊治经过。皮疹方面，询问病史需要注意以下几个方面：①皮疹发生发展过程。了解患者面部皮疹及其他部位皮疹的发病时间、发展过程、诊疗情况以及伴随的症状等。需要询问患者皮疹处是否有疼痛、瘙痒等症状，以及其他可能和皮疹相关的症状。②既往史。了解患者以前是否有类似的皮疹病史、过敏史、用药史等。③家族史。了解患者的家族健康状况，特别是过敏史和遗传性疾病方面的情况。④其他病史。了解患者是否有其他慢性疾病、免疫系统疾病等。⑤接触史。对某些化妆品、护肤品等的使用情况。

患者有气促及乏力，询问病史需要注意：①现病史。需要了解患者气促症状的起始时间、发展过程、诊疗情况以及伴随的症状等。同时也要询问患者是否有任何加重或缓解气促的因素，如活动量、体位、气候等。②既往史。了解患者是否有呼吸系统疾病、心脏病、哮喘等病史，以及是否进行过手术或有过外伤史等。其他病史方面：了解患者是否有其他慢性疾病、免疫系统疾病等，以及是否对某些药物、食物等过敏。该患者有气促、发热，肺部听诊有湿性啰音，胸部 CT 提示有肺部炎症，肺炎诊断成立。另外，患者多部位皮疹尤其是关节伸侧皮疹，乏力，四肢肌力下降，ANA 弱阳性，肌酸激酶升高，提示皮肌炎可能性。皮肌炎合并肿瘤风险较高，而患者 CA199 升高，在皮肌炎存在的情况下，需进一步筛查有无肿瘤。

三、体格检查

患者 T 37. 4 ℃，P 104 次/分，R 18 次/分，BP 142/87 mmHg。营养一般，浅表淋巴结未扪及。前额、鼻翼两侧、项部及双肘关节伸侧、双手掌指关节伸侧可见皮疹。心律齐，心脏听诊未闻及杂音，双肺听诊呼吸音增粗，双下肺可闻及湿性啰音。左上肢肿胀，皮温增高，有压痛。双上肢及下肢肌力 4 级。

体格检查的重点和临床启示

体格检查主要围绕营养状态、皮疹特点、呼吸系统、心血管系统及肌肉骨骼等检查。营养状态方面，该患者属于正常状态，考虑患者乏力非因营养状态不佳所致。皮疹方面：患者皮疹分布于前额部、鼻翼两侧及关节伸侧，而在其他部位无分布，无化妆品使用和特殊接触史，其皮疹分布位置有特征性，符合皮肌炎皮疹表现；不符合过敏性皮疹。患者有气促，呼吸系统检查方面：通过听诊器仔细听诊患者的肺部，注意是否存在干、湿性啰音，哮鸣音等。心脏检查方面：主要关注心率、心律、心音是否正常，是否有心脏杂音、血管杂音等。患者有鼻咽癌家族史，体格检查方面需要注意有无鼻出血、听力下降，颈部淋巴结有无肿大等。患者肌酸激酶升高，有乏力症状，体格检查需要进行全身肌力检查，包括吞咽肌以及四肢肌力，并进行肌力分级。

根据患者体格检查获得的信息，以下是一些可能的启示：①体温稍高。T 37.4 ℃，略高于正常范围（正常范围为 36～37 ℃），提示可能轻度感染或炎症。②脉搏增快和血压升高。P 104 次/分（正常范围为 60～100 次/分）和 BP 142/87 mmHg（正常范围为 139～90/89～60 mmHg）提示可能存在轻度高血压和心动过速。③皮疹。前额、鼻翼两侧、颈部及双肘关节伸侧、双手掌指关节伸侧出现皮疹，可能与某些皮肤病、感染或自身免疫性疾病有关。④左上肢肿胀、皮温增高和压痛，提示左上肢可能存在感染或炎症。⑤双上肢及下肢肌力 4 级（正常范围为 5 级），提示双上肢及下肢肌力稍减弱，可能与神经系统疾病、肌肉病变或长期缺乏运动有关。

四、辅助检查

2015 年 8 月 13 日（我院急诊）血常规：WBC 9.970 × 10⁹/L，MO# 1.530 × 10⁹/L，NEUT# 7.180 × 10⁹/L，LYM 1.23 × 10⁹/L，Hb 161 g/L，PLT 121 × 10⁹/L。CK 4473.000 U/L，CK-MB 64.000 U/L，MGB 828.100 μg/L↑，肌钙蛋白 I（cTnI）0.009 ng/mL。生化：ALT 70.000 U/L↑，AST 252.000 U/L↑，总蛋白（TP）53.800 g/L，白蛋白（ALB）26.200 g/L。钠 136.000 mmol/L，钙 1.920 mmol/L↓，糖 6.240 mmol/L，高敏 C 反应蛋白 13.300 mg/L。抗核抗体（ANA）弱阳性 1:100 胞浆，ENA（－），ANCA（－）。外院查血气分析示：PH 7.42，PCO₂ 30.5 mmHg，PO₂ 117.4 mmHg。肌钙蛋白 I、BNP 未见异常。左上肢动静脉彩超：未见异常。

2015 年 8 月 15 日，入院后查 WBC 8.620 × 10⁹/L，LYM# 0.690 × 10⁹/L，NEUT# 7.040 × 10⁹/L，RBC 4.250 × 10¹²/L，Hb 138 g/L，PLT 94.000 × 10⁹/L。尿常规、大便常规均未见异常。CK-MB 60 U/L，CK 3499 U/L，MGB 828.100 μg/L。ALT 76 U/L，AST 263 U/L，TP 47.100 g/L，ALB 23.900 g/L。生化：钠 136.000 mmol/L，钙 1.920 mmol/L↓，糖 6.240 mmol/L，高敏 C 反应蛋白 13.300 mg/L。ESR 10.00 mm/H。体液免疫：IgG 12.54 g/L，IgA 2.02 g/L，IgM 0.67 g/L，补体 C3 0.680 g/L，补体 C4 0.320 g/L。C 反应蛋白 9.300 mg/L。乙肝病毒表面抗原（－），乙肝病毒表面抗体（＋）21.873 mIU/mL，乙肝病毒 e 抗原（－），乙肝病毒 e 抗体（＋），乙肝病毒 c 抗体（＋）。HIV 及丙肝抗体（－）。结核菌感染 T 细胞检测两项（T-SPOT-TB）：

A 抗原 2 个，B 抗原 1 个。肿瘤标志物：AFP、CEA 均在正常范围，CA199 292.01 U/mL，CA125 15.8 U/mL，CA153 8.3 U/mL，F-PSA 与 PSA 在正常范围。降钙素原 0.054 ng/mL。ANA 弱阳性 1∶100 胞浆型，dsDNA 抗体（-），余 ENA（-）。

8 月 13 日行鼻咽部 CT 检查（图 1），结果提示右侧咽鼓管圆枕及咽旁间隙软组织灶，建议进一步检查。

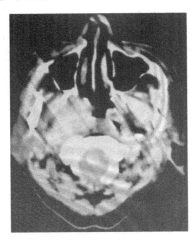

图 1　鼻咽部 CT

2015 年 8 月 14 日胸部 CT（图 2）提示肺炎，双肺支气管普遍轻度扩张，双侧胸腔少量积液。

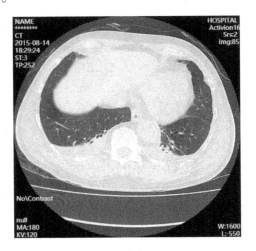

图 2　胸部 CT

8 月 19 日送痰培养，报告提示阴沟肠杆菌（3＋），白色念珠菌（4＋）。

8 月 24 日进一步行鼻咽镜检查并取病理活检（图 3），结果提示：免疫组化结果为 CK（＋），Ki-67（40%），CD3（散在＋），CD20（散在＋）；原位杂交结果为 EBER（＋）。结合免疫组化及原位杂交结果，考虑符合未分化型非角化性癌。鼻咽癌为恶性肿瘤，存在转移风险，同时该患者 CA199 也有升高，予进一步全身 18-FDG PET-CT 进行筛查（8 月 18 日），结果提示：①鼻咽顶后壁右份、右侧壁增厚代谢活跃，考虑鼻咽癌可能性大，疑侵犯腭帆肌群和右侧头长肌、颈长肌、翼内肌、蝶骨；右咽后、右咽旁数个肿大淋巴结代谢活跃，考虑转移可能性大。②升结肠肠壁明显增厚代谢活跃，考虑肠癌可能性大；升结肠旁数个肿大淋巴结代谢活跃，考虑转移可能性大。③全身多处肌肉对称性代谢较活跃，符合多发性肌炎表现。

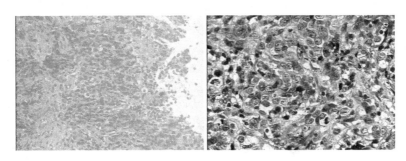

图 3　鼻窦病理组织

8 月 25 日结肠镜检查（图 4），见结肠内有不规则肿物，约占 2/3 肠腔，触之易出血。取活检，病理检查报告提示：中分化腺癌（图 5）。

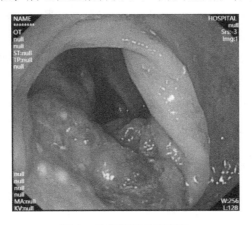

图 4　结肠镜见结肠肿物

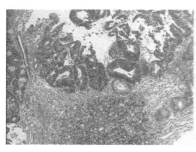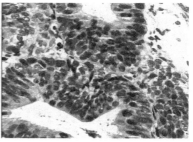

图5　结肠病理

辅助检查的重点和临床启示

辅助检查方面，需初步完善三大常规、血生化、肌酸激酶及肌红蛋白和甲状腺功能等；肿瘤标志物、心脏彩超、胸部 CT、鼻咽部 CT 等影像学检查，炎症指标（CRP、PCT、ESR）；免疫学检查（抗核抗体、抗 ENA 抗体谱、风湿三项等）；必要时骨穿等。检查的目的一方面是诊断疾病，另一方面是评估病情。诊断方面，该患者有气促、发热，肺部听诊有湿性啰音，胸部 CT 提示有肺部炎症，肺炎诊断成立。患者多部位皮疹尤其是关节伸侧皮疹，乏力，四肢肌力下降，ANA 弱阳性，肌酸激酶升高，提示皮肌炎可能性；心肌酶谱及心梗三项检测结果提示，患者肌酸激酶和肌红蛋白升高，证实横纹肌损害，结合患者特征性皮疹，符合皮肌炎表现。胸部 CT 检查既有助于找出患者气促的病因，也有助于判断皮肌炎有无合并肺部间质纤维化改变。皮肌炎合并肿瘤风险高，且患者有鼻咽癌家族史，因此进行鼻窦部位 CT 检查成为必要。本例患者鼻咽部 CT 发现鼻咽部病灶，进一步活检证实为鼻咽癌，进一步行全身肿瘤筛查，了解有无肿瘤转移。通过 PET-CT 检查发现结肠部位病变，进一步行结肠镜及病理活检，结果证实存在结肠癌。

五、诊断

（1）皮肌炎。
（2）鼻咽恶性肿瘤。
（3）结肠恶性肿瘤。
（4）肺炎。

六、治疗方案及转归

治疗方面，予以抗感染治疗，并加用甲强龙 60 mg/d，静脉滴注。8 月 31 日，复查白细胞总数 $18.8 \times 10^9/L$，淋巴细胞绝对值 $0.33 \times 10^9/L$，中性粒细胞绝对值 $16.43 \times 10^9/L$，红细胞总数 $4.0 \times 10^{12}/L$，血红蛋白 131 g/L，血小板计数 $91 \times 10^9/L$。AST 34 U/L，ALT 58 U/L，CK 127 U/L，CK-MB 15.0 U/L。治疗后心肌酶谱变化趋势如图 6 所示。

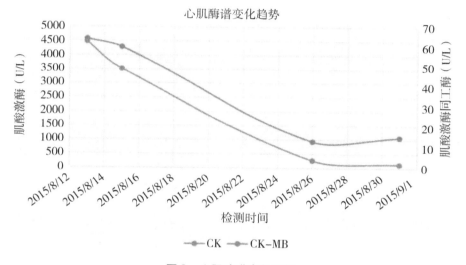

图 6　心肌酶谱变化趋势

患者出院后，在外院行结肠手术治疗及鼻咽癌治疗，1 年后随访，患者去世。

诊治小结和思考

皮肌炎和多发性肌炎是炎性肌病最常见的类型，皮肌炎并发肿瘤较 PD 并发肿瘤发生率更高。皮肌炎合并肿瘤的类型国内外存在差异。了解常见合并的肿瘤类型，有利于针对重点相应部位进行肿瘤筛查。西方国家常见的皮肌炎合并的肿瘤类型为卵巢癌、乳腺癌、肺癌、胃肠道肿瘤及白血病等。在亚洲则以鼻咽癌多见，其次为乳腺癌、卵巢癌、消化系统肿瘤。皮肌炎与肿瘤发生先后关系方面，肿瘤可先于、晚于或同时出现。对皮肌炎患者诊断后，应积极进行肿瘤筛查，尤其是前几年。大部分患者诊断为皮肌炎的同时发现合并肿瘤。如符合皮肌炎诊断，但无肌炎抗体阳性和无肺间质病变者，应对其进行肿瘤高危因素评估和需行筛查肿瘤。在条件不具备时，应针对肿瘤发生的高风险部位进行筛查，有条件者，行 18-FDG PET-CT，有助于进行全身肿瘤筛查。特别需要注意的是，筛查出一种肿瘤后，不应放松警惕，有的患者还可能并存一种以上肿瘤。

病例 4　四肢肌肉酸痛 10 余天，右侧腰痛 1 天

男性患者，44 岁。

一、主诉

四肢肌肉酸痛 10 余天，右侧腰痛 1 天。

二、现病史及相关病史

患者诉 10 余天前无明显诱因出现左小腿肌肉酸痛，静息时较重，活动后稍缓解，未予以重视。上述症状呈进行性加重，逐渐出现右小腿、双足及双上肢肌肉酸痛，伴双手及双足麻木感，遂至当地医院就诊。入院予以止痛治疗（具体不详），症状未见减轻。1 天前开始出现右侧腰痛，向臀部放射，遂就诊于我院门诊，门诊以"肌痛查因"收入我科。病程中，患者无光过敏，无畏寒、发热，无颜面部红斑，无口干、眼干，无口腔溃疡、外阴糜烂，无咳嗽、咳痰，无腹痛、腹胀、腹泻，无尿频、尿急、尿痛。自起病以来，患者精神焦虑，睡眠差，胃纳可，二便正常，近期体重未监测。

既往史与其他病史：有双肾结石多年，否认高血压、糖尿病、心脏病、血脂异常、肿瘤史等，否认肝炎、结核、伤寒、淋病等传染病及性病史。曾行右侧肾结石碎石术。否认外伤史，无输血及输血制品史。否认食物、药物过敏史，预防接种史不详。有吸烟史 19 年，20 ～ 40 支/日。有酗酒史多年，最多一次 1500 g 白酒。否认家族中有类似疾病患者，否认遗传病史。否认两系三代家族性遗传病史。

病史采集的重点和临床启示

需要注意以下几点：①发病时间。询问患者肌肉酸痛的起始时间、持续时间以及是否有恶化或缓解的趋势。②症状表现。询问患者是否有其他伴随症状，如发热、乏力、头痛等，以及酸痛的具体部位和性质。③诱因。询问患者在酸痛发生前后是否有特定的诱因，如大量运动、不良姿势、受伤等。④既往病史。了解患者是否有类似的肌肉酸痛病史、其他肌肉骨骼疾病、神经系统疾

病等，以及是否有家族遗传病史。⑤治疗情况。询问患者是否曾经接受过治疗，如物理治疗、药物治疗等，并了解治疗效果。⑥生活习惯。询问患者的日常生活习惯，如是否有规律的运动习惯、工作姿势等，以及是否有不良嗜好，如吸烟、饮酒等。⑦其他因素。了解患者的工作性质、环境条件等，以排除其他因素对肌肉酸痛的影响。

患者诉肌痛及腰部疼痛，表现类似纤维肌痛，且患者睡眠差，似乎符合纤维肌痛表现，需进一步进行相应体格检查，如 18 个压痛点部位按压并无确切疼痛。疼痛范围主要在颈肩部及臀部，酸痛不适，难以入眠。引起疼痛的原因，可能涉及神经、肌肉、骨骼以及血管病变或精神心理因素。

神经方面，最常见于神经炎、神经压迫等，需要对颈椎及腰椎等部位骨与脊髓进行检查。

肌肉方面，需要了解有无肌炎或筋膜炎；血管方面，也可了解有无血管疾病。除此之外，排查有无精神心理因素导致的疼痛或副肿瘤综合征等。

上肢及下肢不适，还需进一步了解其症状何时加重或减轻，以便判断是否与颈椎或腰椎间盘突出等。

以上如排除椎间盘病变，仍考虑其症状与神经肌肉有关，需查维生素 B1 及 B12 有无下降。患者既往史中有酗酒史，需进一步了解酗酒是否与患者肌痛有关。

三、体格检查

患者 T 36.4 ℃，P 80 次/分，R 20 次/分，BP 131/91 mmHg。一般情况：发育正常，营养良好，体型正常，自动体位和姿势，安静面容，面色红润，意识清楚、清晰，姿势步态正常，检查合作，对答切题，计算力正常，定时定向力正常，无恶病质。全身皮肤黏膜颜色正常，无黄染，无脱水、多汗，无瘢痕。无肝掌、蜘蛛痣，无胸前毛细血管扩张。无瘀点、瘀斑，无出血点，无皮疹。心肺腹体查无异常，双手指间关节轻度肿胀，无压痛。双下肢无明显水肿。颈肩部及臀部无压痛，按压后感更加舒适。定向力基本准确。双侧瞳孔不等大，左侧 4 mm，右侧 3.5 mm，双眼外展受限。肌力 V 级。双侧误指试验出现运动末期震颤。四肢远端可疑感觉减退。病理征未引出。

体格检查的重点和临床启示

患者诉肌痛及腰部疼痛，表现类似纤维肌痛，且患者睡眠差，似乎符合纤维肌痛表现。但是患者 18 个压痛点部位按压并无确切疼痛。疼痛范围主要在颈肩部及臀部，酸痛不适，难以入眠。引起疼痛的原因，可能涉及神经、肌肉、骨骼以及血管病变或精神心理因素。

神经方面，最常见的神经炎、神经压迫等，需要对颈椎及腰椎等部位骨与脊髓损伤进行检查，包括运动功能及运动后是否出现异常体征，以及神经定位体征。肌肉方面，需要了解有无肌炎或筋膜炎、有无肌肉压痛等。血管方面，也可了解有无血管疾病，检查四肢血管搏动及四肢血压。除此之外就是排查有无精神心理因素导致的疼痛或副肿瘤综合征等。

若考虑颈椎及腰椎椎间盘病变，其往往在活动后出现症状，患者颈部静息状态与活动状态颈部症状几乎相同，考虑椎间盘病变不能解释，且患者静息状态与活动状态臀部症状几乎相同，故臀部症状不能以椎间盘突出解释。另外，患者大小便无功能障碍，平躺或体位改变，症状不减轻，故骶管囊肿也不能解释患者症状。

骨的病变方面，因患者颈部及腰部疼痛，进行肌肉骨骼运动功能检查，患者脊柱活动无受限，骶髂关节部位无压痛，故不考虑脊柱关节炎。其他疾病如风湿性多肌痛，也会累及肢带肌引起疼痛，需化验了解有无炎症指标升高。

患者体格检查发现患者瞳孔不等大，双眼外展受限，以及误指试验提示共济失调，符合神经系统病变。患者病史中，有酗酒史，而酒精中毒以及饮酒导致 B 族维生素缺乏皆可能引起神经系统症状，因此需进一步需要查维生素 B1、B12，以及肌电图检查。

四、辅助检查

2015 年 7 月 12 日，A 医院查心肌酶谱未见异常；2015 年 7 月 14 日于我院门诊查尿常规：红细胞计数 119.1 个/μL，结晶 44.2/μL。血清尿酸、类风湿因子、类风湿四项、人类白细胞抗原 B27 均未见异常。

2015 年 7 月 14 日，入院查血常规：WBC 8.76 × 10⁹/L，Hb 143 g/L，MCV 100 fl，MCH 35.8 pg，MCHC 358 g/L，PLT 298 × 10⁹/L。尿常规 PH 5.5，潜血（3＋），尿蛋白（－），结晶 44.2/μL。大便常规未见异常。生化全套：AST 18 U/L，ALT 31 U/L，ALB 37.6 g/L，GGT 47 U/L，ALP 61 U/L，UA 328 μmol/L，总蛋白 55.6 g/L。降钙素原 0.036 ng/mL，乙肝两对半提示 HbsAg（－），HbsAb（＋），梅毒抗体及 HIV 均阴性。术前筛查八项、凝血四项、肿瘤三项等未见明显异常。7 月 15 日查尿红细胞位相：畸形红细胞 16000.0 个/mL。甲功七项：FT3 5.27 pmol/L（参考值 3.5 ～ 6.5 pmol/L），FT4 25.12 pmol/L（参考值 11.5 ～ 22.7 pmol/L），TSH 0.464 μIU/mL（参考

值 0.55 ～ 4.78 μIU/mL）。促甲状腺素 0.464 μIU/mL，游离甲状腺素 25.12 pmol/L。血清维生素 B1 36.083 nmol/L（参考值 50 ～ 150 nmol/L），血清维生素 B6 25.365 μmol/L（参考值 14.6 ～ 72.9 μmol/L），血清维生素 B12 164.633 pg/mL（参考值 200 ～ 900 pg/mL）。体液免疫：IgG 8.06 g/L，IgA 0.79 g/L，IgM 0.46 g/L，补体C3 1.04 g/L，补体C4 0.25 g/L。抗核抗体谱全阴性，RF 阴性，抗 CCP 阴性，抗中性粒细胞胞浆抗体阴性。

常规心电图提示正常心电图。胸部正侧位片未见异常。四肢肌电图未见异常。

心脏彩超：左室舒张功能减退；心包积液（微量）。肝胆胰脾及双肾输尿管彩超未见异常。

颈椎 MR：颈椎轻度退行性变；C7、T1、T2、T3 椎体上缘终板炎；C6/7 椎间盘膨出，C3/4 至 C5/6 椎间盘向后突出。腰椎 MR：腰椎轻度退行性变；L3/4、L4/5 椎间盘轻度膨出；骶管囊肿（1 枚）。神经外科建议暂不以手术治疗。

四肢肌电图未见异常。

辅助检查的重点和临床启示

辅助检查方面，需初步完善三大常规、血生化、肌酸激酶及肌红蛋白等；肿瘤标志物，心脏彩超、胸部 CT、颈椎及腰椎 MR 等影像学检查；炎症指标（CRP、PCT、ESR），免疫学检查（抗核抗体、抗 ENA 抗体谱、风湿三项等）。患者心肌酶谱及肌红蛋白检测未见肌酸激酶和肌红蛋白升高，可排除骨骼肌损害。

患者颈椎及腰椎 MR 提示颈椎有终板炎及有颈椎椎间盘向后突出，但患者颈部静息状态与活动状态颈部症状几乎相同，考虑椎间盘病变不能解释，且患者臀部症状不能以颈椎椎间盘突出解释。腰椎 MR 提示腰椎间盘轻度膨出，也与患者症状表现不相符。故考虑椎间盘病变不是患者颈部及臀部酸痛的主要原因。

骶管囊肿与臀部酸痛的关系，骶管囊肿常见臀部疼痛不适感，外阴部、外生殖器等部位刺痛，下肢疼痛、麻木、无力，大小便功能障碍和性功能障碍。其症状反复，时轻时重，疼痛具有游走性，平躺后症状逐渐减轻，咳嗽、站立、活动后会加重。该患者有臀部酸痛，但无下肢疼痛麻木或无力，大小便无功能障碍，平躺症状不减轻。故骶管囊肿也不能解释该患者症状。

骨的病变方面，患者颈部及腰部疼痛，休息后不加重，活动后无明显改变，脊柱活动无受限。HLA-B27 阴性，骶髂关节 MR 未见异常，故也不支持脊柱关节炎。其他疾病如风湿性多肌痛，因患者无炎症指标升高，也可排除。

神经病变方面，磁共振未发现脊髓病变，腰椎部位未见神经压迫，因此脊髓病变与神经压迫方面证据不足。

以上皆排除的情况下，患者有神经系统症状，查维生素 B1 及 B12，发现维生素 B1 与维生素 B12 下降，结合患者有酗酒史，神经系统检查发现瞳孔双侧不等大，证实神经系统病变。患者口服补充维生素 B1 后症状减轻，睡眠改善。加大维生素 B1 补充剂量后患者症状迅速减轻。但是患者肌电图未见异常，需分析原因。肌电图不同电生理表现可有助于判断损害程度、损害性质及损害部位。维生素 B1 缺乏引起的周围神经病变，文献报道最先受累的是下肢最长的神经——坐骨神经。但本例患者肌电图检查未见异常，推测可能病变较轻，肌电图未能测出。有文献报道 50 例维生素 B1 缺乏症致周围神经病变者，肌电图检查胫前肌部分失神经损害，腓总神经、腓肠肌神经传导减慢比例为 13/50（26%），大部分并不能通过肌电图检测出异常，因此肌电图检查未发现异常并不能排除周围神经损害。

五、诊断

（1）维生素 B1 缺乏症。
（2）维生素 B12 缺乏症。
（3）维生素 D 缺乏症。
（4）高同型半胱氨酸血症。
（5）肾结石。

六、治疗方案及转归

2015 年 7 月 15 日，患者诉腰部及臀部肌肉酸痛明显，四肢酸痛稍好转，睡眠稍改善，右侧腰痛向臀部放射。7 月 16 日诉腰背部肌肉酸痛明显，睡眠较差。患者维生素 B1 检测值明显下降，并有维生素 B12 下降，考虑维生素 B1 及维生素 B12 缺乏。予口服维生素 B1 20 mg tid，甲钴胺 1000 μg iv 静脉推注 qd，丙戊酸钠 0.2 g tid 治疗。治疗后患者仍诉腰部及臀部肌肉酸痛明显，四肢酸痛稍好转，四肢麻木感明显，精神睡眠较差。7 月 19 日，诉颈部酸痛较前缓解，臀部仍有酸痛，四肢麻木感明显，夜间睡眠差。7 月 20 日，查 25 - 羟维生素 D 32 nmol/L（参考范围 75 ~ 250 nmol/L），同型半胱氨酸 35.39 μmol/L。7 月 20 日，患者仍诉臀部酸痛。查体：定向力基本准确，双侧瞳孔不等大，左侧 4 mm，右侧 3.5 mm，双眼外展受限。肌力 V 级。双侧误指试验出现运动末期震颤。四肢远端可疑感觉减退。病理征未引出。诊断维生素 B1 缺乏性神经系统障碍。停口服维生素 B1，改为静脉补充维生素 B1 300 mg/d，甲钴胺继续 1000 μg/d，为改善睡眠加用曲唑酮 25 mg qn。7 月 22 日，加大维生素 B1 剂量后腰骶部酸痛较前明显缓解，睡眠精神较前改善。7 月 25 日，患者诉双臀部仍有酸痛，颈背部酸痛及四肢麻木较前减轻。7 月 28 日，患者诉臀部酸痛仍存在，睡眠较差。7 月 29 日，患者臀部酸痛，下肢麻木。查体：双侧眼球外展略受限，露白 3 mm，无复视，瞳孔基本等大，直径 3 mm，右侧髋关节屈曲、外展力弱。右侧下肢外侧浅感觉减退。继续静脉输注维生素 B1 及静脉推注甲钴胺。7 月 31 日右大腿乏力麻木感，双臀部酸痛较前减轻。8 月 3 日，右大腿乏力麻木感，双臀部酸痛减轻，睡眠改善出院。

出院后随访，患者出院后无医疗机构继续静脉输注维生素 B1，肌肉注射维生素 B1 也未坚持，自行改用口服维生素 B1，2 个月后复查维生素 B1 31 nmol/L（50 ～ 150 nmol/L），血清维生素 B12 191 pg/mL（200 ～ 900 pg/mL），遂改为肌肉注射维生素 B1。3 个月后颈部、腰部及臀部酸痛基本消失，但时有酸痛。

诊治小结和思考

虽然随着生活水平的提高，维生素 B1 缺乏症的发生相对减少，但仍然可能由于各种因素偶有发生。其症状往往非特异性，容易与其他周围神经病或纤维肌痛等级慢性疲劳相混淆。如果有维生素 B1 缺乏的危险因素，应进行神经相关维生素检测。若血维生素 B1 检测发现维生素 B1 降低，补充维生素 B1 后病情改善，应考虑维生素 B1 缺乏为可能病因。有时可能肌电图检测未能检出周围神经病变，但不能因此排除本病。初始治疗宜非肠道补充方式。

病例 5　腰骶部、四肢关节疼痛 1 年，加重 10 余天

女性患者，42 岁。

一、主诉

腰骶部、四肢关节疼痛 1 年，加重 10 余天。

二、现病史及相关病史

患者 1 年前无明显诱因出现足掌部疼痛，呈持续性撕裂样痛，后逐渐累及腰骶部，伴牵扯感，卧床休息时无明显缓解，侧卧或屈膝时疼痛症状可稍缓解；起床稍活动后，疼痛症状无明显缓解，久站及长时间走路时疼痛症状有所加重。遂至 A 医院就诊，查 ESR 33.0 mm/h，ASO、RF、狼疮指标及 HLA-B27 无异常，诊断为"脊柱关节病"，予益赛普 25 mg 每周 2 次等治疗，症状无明显缓解。出院后口服柳氮磺吡啶，疼痛症状反复，并自感症状加重。2 个月前至 B 医院查双足及骶髂关节 MR，结果示：双侧骶髂关节面下异常，考虑炎性病变；双足跖趾关节、肌腱周围炎性病变。后就诊于 C 医院，诊断为"强直性脊柱炎"，予甲氨蝶呤、益赛普等治疗，但症状无明显改善。

2 个月余前来我科就诊，完善相关检查，考虑诊断为"全身性骨关节病"，予消炎止痛、改善循环等治疗，疼痛好转后出院。10 余天前腰骶部疼痛较前加剧，行走困难，伴有双下肢乏力，现为进一步诊治来我院就诊，门诊拟"腰痛查因"收入我科。病程中，患者无发热，偶咳嗽、咳痰，无头晕、头痛，无腹痛、腹泻、腹胀，无口干、眼干，无皮疹，有脱发，无口腔溃疡，无手指遇冷变苍白及发紫。起病以来，患者精神、睡眠、胃纳可，大小便正常，近期体重无明显变化。

既往史与其他病史：否认高血压、糖尿病、冠心病等慢性疾病史，否认肝炎、肺结核等慢性传染性疾病史，否认重大手术外伤史，否认食物、药物过敏史，否认输血史。计划免疫播种史不详。

病史采集的重点和临床启示

询问时注意事项如下：①在疼痛发生前后是否有特定的诱因，如大量运动、不良姿势、受伤等；②患者腰骶部疼痛的起始时间、持续时间以及是否有恶化或缓解的趋势，什么情况下加重或减轻；③是否有其他伴随症状，如发热、乏力、头痛等，以及疼痛的具体部位和性质；④是否有类似的腰骶部疼痛病史、其他肌肉骨骼疾病、神经系统疾病等，以及是否有家族遗传病史；⑤接受过哪些检验、检查，结果如何，是否曾经接受过治疗，如物理治疗、药物治疗等，治疗效果如何。

经过询问，了解到该患者腰骶部疼痛与活动与否无明确相关。通过检查发现，骶髂关节部位病变及右足部分关节和肌腱周围病变。从病史中我们可以得到以下提示：①患者最初的症状是足掌部疼痛，表现出持续性的撕裂样痛，并逐渐累及腰骶部，伴牵扯感。这种疼痛在久站或长时间走路时加重，而在侧卧或屈膝时稍缓解。这些特征提示可能存在下肢的肌腱炎或者关节炎。②患者在接受益赛普 25 mg 每周 2 次等治疗后症状无明显缓解，这提示可能存在其他病因。③患者口服柳氮磺吡啶后疼痛症状反复并加重，这也提示可能存在其他病因。④患者在接受甲氨蝶呤、益赛普等治疗后无明显改善，这进一步证实了上述观点。⑤患者在完善相关检查后，诊断考虑为"全身性骨关节病"，并接受了消炎止痛、改善循环等治疗，疼痛好转后出院。然而，10 余天前腰骶部疼痛较前加剧，伴有双下肢乏力，这提示可能存在病情反复或者进展。⑥患者无光过敏、畏寒、发热、颜面部红斑、口干、眼干、口腔溃疡、外阴糜烂、咳嗽、咳痰等症状，但有脱发和口腔溃疡的病史。这提示可能存在免疫系统异常，但不足以明确为某种特定的免疫性疾病。综上所述，该患者可能存在下肢关节炎或肌腱炎、免疫系统异常，并有病情反复或进展等特征。需要进一步检查以明确病因，并采取针对性的治疗措施。

三、体格检查

患者 T 36.4 ℃，P 80 次/分，R 16 次/分，BP 120/73 mmHg。皮肤黏膜无异常，浅表淋巴结无肿大，心、肺、腹部查体未见明显异常。两侧斜方肌上缘中点、两侧第 2 肋骨与软骨交界处的外上缘、两侧肩胛棘上方近内侧缘起始部、两侧臀部外上象限及两侧大转子后方均有明显压痛。胸廓扩张度 4 cm，改良 Schober 试验 3 cm，指地距 45 cm，枕墙距 0 cm。脊柱生理弯曲存在，无压痛，双侧骶髂关节压痛（－），腰背部活动障碍。双侧骨盆挤压试验（－），双侧骨盆分离试验（－），双侧直腿抬高试验（－），双侧"4"字征（＋），足掌、踝部轻压痛。四肢无畸形，各关节活动度可。四肢肌力、肌张力正常，无肌肉萎缩。全身浅感觉无异常。生理反射存在，巴彬斯基征阴性。

体格检查的重点和临床启示

体格检查注意事项如下：①视诊。观察脊柱是否有侧凸，生理弯曲是否正常，脊柱的活动度是否正常等，肌肉有无萎缩。②触诊。触诊脊柱棘突及腰骶部有无压痛点，肌肉与关节有无压痛。③活动度检查。检查脊柱的活动度是否正常，如前屈、后伸、侧屈、旋转等。当患者有疼痛时，活动度可能会受限。④神经系统检查。检查下肢是否有神经受压或损伤的症状，如直腿抬高试验等。

根据体格检查信息，我们可以得到以下启示：①体温正常。T 36.4 ℃属于正常体温范围，排除了一些常见感染性疾病和活动性发热性炎症疾病的可能性。②生命体征稳定。③皮肤黏膜无异常，浅表淋巴结无肿大，排除了一些皮肤或淋巴结相关疾病的可能性。④内部器官系统正常。心、肺、腹部查体未见明显异常，说明心、肺、腹部等重要器官系统无明显异常。⑤肌肉骨骼系统异常。两侧斜方肌上缘中点、两侧第 2 肋骨与软骨交界处的外上缘、两侧肩胛棘上方近内侧缘起始部、两侧臀部外上象限及两侧大转子后方均有明显压痛，表明这些部位的肌肉或骨骼可能存在病变。同时，患者还表现出腰背部活动障碍，以上均需要进一步的检查。⑥神经、腰骶部或髋关节部位异常。双侧直腿抬高试验（－），不支持神经根病变。但双侧"4"字征（＋），这提示可能有髋关节或腰骶部病变等。同时，足掌、踝部轻压痛也提示可能有关节肌肉或神经病变。⑦其他可能的异常。胸廓扩张度 4 cm，改良 Schober 试验 3 cm，指地距 45 cm，枕墙距 0 cm，这些检查结果提示可能存在脊柱生理弯曲存在异常或强直性脊柱炎等疾病，需要进一步的检查和治疗。综上所述，根据提供的体格检查信息，该患者可能存在肌肉骨骼系统异常（如肌肉或骨骼炎症）、神经系统异常（如坐骨神经痛或腰骶部病变等）。需要进一步的检查和治疗。

四、辅助检查

2015 年 1 月 14 日，B 医院双足、骶髂关节 MR 示：双侧骶髂关节面下异常，双侧骶骨面明显，考虑炎性病变；双足跖趾关节、肌腱周围软组织异常强化，考虑炎性病变。

2015 年 3 月 17 日，我院骨盆正位片示：骨盆退行性变。腰椎正侧位片

（无胶片）示：腰椎退行性变。

2015 年 3 月 18 日，我院骨密度测定（腰椎）：①测量评价。根据 WHO 的诊断分类，该患者骨密度低于同性别同龄人正常范围内。②建议每日适量补充钙和维生素 D，请结合临床，考虑是否给予抗骨质疏松症的药物治疗。③随访。1 年后复查骨密度。

骶髂关节（骨盆）MR 平扫＋增强（图 1）示：①双侧骶髂关节所见考虑脊柱关节炎，关节面下骨髓水肿。②盆腔积液。

足部右侧正斜位片：双足骨质疏松。

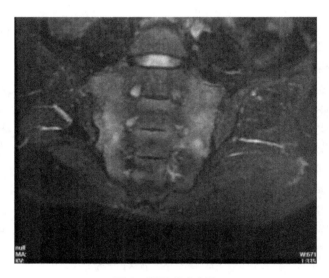

图 1　骶髂关节 MR

2015 年 5 月 16 日，查血常规：WBC 4.36 × 10^9/L，Hb 113 g/L，PLT 281 × 10^9/L。尿常规：潜血（＋），蛋白质（－），红细胞计数 11 个/μL。大便常规未见异常。生化：AST 19 U/L，ALT 12 U/L，GGT 40 U/L，ALP 168 U/L，钙 1.96 mmol/L ↓，磷 0.38 mmol/L ↓，镁 0.78 mmol/L，Cr 50 μmol/L。ESR 27 mm/h，CRP 1.1 mg/L。凝血功能未见异常。甲状旁腺激素测定：甲状旁腺激素 iPT 12.8 pmol/L（参考值范围 1.3 ～ 6.8 pmol/L），甲状旁腺激素 iPT2 120.7 pg/mL（参考值范围 12 ～ 65 pg/mL）。肿瘤三项：CEA、APF 及血清铁蛋白均在正常范围。

2015 年 5 月 27 日，25 - 羟维生素 D 44 nmol/L（参考值范围 75 ～ 250 nmol/L）。性激素六项：睾酮＜ 0.35 ng/mL，雌二醇 234.5 pmol/L。降钙

素<0.59 pmol/L。血镁0.76 mmol/L。甲状旁腺激素测定：iPT 12.000 pmol/L，iPT2 113.160 pg/mL心脏彩超：主动脉瓣反流（轻度），左室收缩功能正常。心电图、胸片未见异常。腰椎MR平扫＋增强：腰椎骨质疏松改变，椎间盘未见异常，建议随诊复查。彩超甲状腺及颈部淋巴结：双侧甲状旁腺可见，无明显增大，请结合临床；双侧颈部见多个淋巴结。复查肾功八项：磷0.4 mmol/L，钙2.03 mmol/L。予"云克"抗炎、破骨修复，"乐瑞卡"镇静止痛，"钙尔奇、阿法D3、福善美、密盖息"补钙、抗骨质疏松治疗。后患者仍全身多处骨关节疼痛。

2015年6月，进一步查性激素六项：垂体泌乳素567.060 μIU/mL，雌二醇234.500 pmol/L；尿电解质：尿氯94.9 mmol/24 h，尿钠103.5 mmol/24 h，尿磷9.28 mmol/24 h，尿钙1.67 mmol/L。同步查血电解质：血钾3.72 mmol/L，血钠142 mmol/L，血氯104 mmol/L，血钙2.17 mmol/L，血磷0.59 mmol/L。血降钙素、尿镁、尿钾、甲状旁腺核素扫描未见异常。外送行成纤维细胞生长因子－23（FGF-23）检查，结果为阴性。99mTc-MDP全身骨显像报告：双侧肋骨多发异常放射性浓集灶，结合病史不除外创伤性病变。双侧骶髂关节、双侧髋关节可见异常放射性浓集灶，建议进一步检查。外院行18F-FDG PET-CT检查脑部、鼻咽部、颌面部、乳腺、肝脏，均未见异常。腹部内见多个形态不一正常管道影，放射性分布未见异常。全身各骨骼及关节形态、密度及放射性分布未见异常。99mTc－生长抑素核素扫描示：左膝内侧皮下脂肪内缝匠肌外侧病灶可见奥曲肽浓集。左膝关节MR示：左膝内侧皮下脂肪内结节。

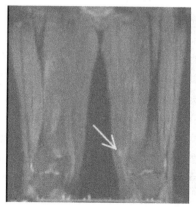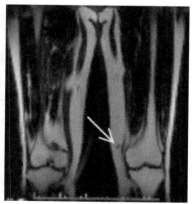

注：箭头所示为病变位置。

图2　膝关节MR

辅助检查的重点和临床启示

辅助检查方面，需初步完善三大常规，胸腰椎 X 片、胸部 CT、腰椎 MR 等影像学检查，炎症指标（CRP、PCT、ESR），免疫学检查（抗核抗体、抗 ENA 抗体谱、风湿三项、RF 检测等）等。骨密度检查发现骨密度降低，需进一步查找骨密度降低的原因，生化检测发现钙磷代谢异常，进一步查 25 - 羟维生素 D 降低，甲状旁腺激素稍升高。

该患者为女性，年龄大于 40 岁，腰骶部及四肢关节痛，在活动与休息时均有疼痛，与炎性腰背痛并不相符。骶髂关节 CT 提示骶髂关节骨质增生，而并未见骶髂关节炎双侧 II 级与单侧 III 级以上改变。因此该患者不符合强直性脊柱炎标准。

是否符合非放射学脊柱关节炎？如果单看骶髂关节 MR 所示的骶髂关节炎性改变及足部 MR 提示的肌腱周围炎性病变似乎也有可能。但是该影像学改变并非特异性的支持条件，考虑到患者年龄偏大，且无炎性腰背痛表现，HLA-B27 阴性，对非甾体抗炎药治疗反应不佳，脊柱关节炎还不能充分解释患者临床表现。

患者骨密度降低、骨质疏松也可能出现关节痛或骨痛，但是还需明确骨质疏松的病因。骨质疏松包括原发性骨质疏松和继发性骨质疏松。该患者非绝经期女性，首先应了解有无继发性因素导致的骨质疏松。从药物诱导、内分泌异常、骨代谢异常等方面进行排查。该患者生化化验多次发现血磷低而血钙基本正常，该患者多次查甲状旁腺激素升高，是否甲状旁腺功能亢进导致？进一步检测降钙素、血镁，结果降钙素反而是偏低，血镁正常范围。甲状旁腺彩超及甲状旁腺核素扫描均未发现甲状旁腺有异常。故考虑甲状旁腺功能亢进依据不足。

接下来继续查找低血磷的病因，如维生素 D 摄入不足或吸收不良、维生素 D 代谢异常、肾性骨病、肾小管酸中毒、X 连锁 - 维生素 D 抵抗、肿瘤相关性低磷软骨病等。该患者无肾病基础，且成人后发病，也不支持 X 连锁 - 维生素 D 抵抗。该患者 25 - 羟维生素 D 下降，是否为本病唯一原因还需进一步确定。排除肿瘤性疾病：肿瘤相关低磷往往与 FGF - 23 有关，但患者检测此项结果为阴性；该患者通过 18F-FDG PET/CT 检查未发现肿瘤；进一步通过 99mTc - 生长抑素核素扫描发现，神经内分泌肿瘤所在部位为右膝关节内侧皮下脂肪内。

五、诊断

（1）磷酸盐尿性间叶肿瘤。
（2）肿瘤性低磷骨软化症。

六、治疗方案及转归

手术切除该结节，外观呈灰褐色实性质中组织。病理提示：结合免疫组化及病史，病变符合 PMT，局部细胞密集，可见核分裂，未见坏死，考虑低度恶性潜能。AE1/AE3（－），Bcl-2（＋），CD34（血管＋），C56（NK-1）（部分＋），CD68（部分＋），CD99（－），D2-40（部分＋），Ki-67（index 20％），NSE（＋），SMA（部分＋），Vimentin（＋）。切除病灶后，患者疼痛减轻，半年时随访，血磷、血钙、尿磷、尿钙及甲状旁腺激素均恢复正常。

诊治小结和思考

对于腰背痛患者，首先，需要通过病史判断是何种性质腰背痛，区分炎性腰背痛与非炎性腰背痛可以作为诊断的条件之一。其次，对骶髂关节病变应综合分析，并非骶髂关节炎皆属于脊柱关节炎类疾病，不可陷入思维定式。再者，对于骨密度降低者，不可简单归类为骨质疏松，应追索骨密度下降的原因，并对其中的原因进行分析。低磷导致骨软化者，排除内分泌疾病及肾脏病变与遗传性疾病后，应追查肿瘤性疾病可能。最后，明确诊断后，手术切除并要评估良性与恶性，即使大部分属于良性，也应随访，关注有无复发。

病例6 四肢乏力4年余

男性患者，21岁。

一、主诉

四肢乏力4年余。

二、现病史及相关病史

患者于2009年12月无明显诱因出现咽痛、咳嗽、发热，体温最高达38.7℃，并伴有全身酸痛、乏力、手足抽搐、嗜睡症状，就诊于当地医院，查肌酸激酶（CK）、肌酸激酶同工酶（ckMB）、乳酸脱氢酶（LDH）明显升高，诊断为"感冒"，予相关药物（具体不详）治疗后，患者咽痛、咳嗽、发热、全身酸痛、手足抽搐及嗜睡症状消失，但CK、ckMB、LDH水平仍未降至正常。病情好转出院。出院后患者肢体乏力症状仍无缓解，走路约10分钟或上楼梯至四楼时开始有乏力、气促症状，需要休息后方可继续行走。多次复查CK、ckMB、LDH均升高。

2010年1月住院治疗，查肌电图示：右正中神经周围神经源性损害（感觉纤维受累）。肌活检病理示：横纹肌横纹消失，肌浆溶解，间质内仅见少量淋巴细胞浸润。诊断为：①多发性肌炎（可能）；②格林巴利综合征待追踪。予强的松、帕夫林口服及予营养神经、护胃对症治疗。经治疗后症状缓解出院。出院后定期复查，CK在正常值至400 U/L之间波动。2012年7月，患者因乏力再次住院，住院期间查自身免疫性指标均阴性，血钙1.8 mmol/L，血磷2.24 mmol/L，甲状旁腺激素iPT 0.748 pmol/L（1.3～6.8 pmol/L），iPT2 7.05 pg/mL（12～62 pg/mL），分泌明显降低。诊断：多发性肌炎、甲状旁腺功能减退症。予控制肌炎、补钙、护胃等治疗，患者症状好转出院。出院后患者规律服药，遵嘱调整激素用量，近1年来患者多次复查肌酸激酶波动于200 U/L左右，无自觉疲乏不适。1月前患者至我院门诊复诊，查CK 620.000 U/L。现患者为求进一步诊治，门诊拟"肌炎"收治入院。近期，患者一般情况可，无发热、咳嗽，无四肢乏力、肌肉酸痛，无四肢抽搐，无胸闷、胸痛，无运动耐量下降等不适，精神、睡眠、胃纳可，大小二便正常，体重无明显变化。

既往史与其他病史：有"蚕豆病"病史十余年，否认有高血压、糖尿病、心脏病等慢性病史，否认有肝炎、伤寒等传染病史，无药物过敏史，无外伤史及输血史，预防接种史不详。大学文化程度，学生。否认毒物放射性物质接触史，否认冶游史，否认吸烟史，否认饮酒史。

病史采集的重点和临床启示

病史采集方面需要注意以下几点：①运动和饮食。了解患者近期是否有剧烈运动、长时间熬夜、肌肉损伤等情况，因为这些因素可能导致 CK 升高。有无进食某些食物如小龙虾等，也可能出现 CK 升高。②健康状况。询问患者运动耐力与同龄人比较是否更弱，家族中是否有类似患者，了解是否有遗传代谢性疾病可能；是否有自身免疫性疾病及病毒性心肌炎等疾病病史，了解是否可能为某些慢性疾病的表现。③诊治经过。了解患者既往做过哪些检验、检查，是否在服用药物，特别是一些可能影响 CK 的药物，如他汀类药物、核苷类抗病毒药物、β 受体激动剂、某些利尿剂等。本例患者通过病史询问及相关检查确认患者乏力、血钙低、CK 升高、甲状旁腺激素减低、肌肉活检间质少量淋巴细胞浸润。这提示骨骼肌损害可能与内分泌相关，需了解与甲状旁腺功能减退的关联性。

该病史启示：①患者最初的症状（咽痛、咳嗽、发热，伴有全身酸痛、乏力、手足抽搐、嗜睡）可能由感染或其他炎症所引起。然而，由于当时无法找到明确的诱因，这些症状被诊断为"感冒"。但需要注意的是，这些症状可能隐藏了更复杂的病因。②患者在治疗后的多次复查中，CK、ckMB、LDH 等指标仍然升高。这些指标的升高表明可能有肌肉或神经系统的损伤，因此需要进一步的检查。③患者在 2010 年 1 月的住院治疗中，通过肌电图和肌活检发现右正中神经周围神经源性损害和横纹肌横纹消失等。这些检查结果提示可能存在多发性肌炎或格林巴利综合征等自身免疫性疾病。给予激素和其他药物治疗后，患者的症状得到缓解。④患者在 2012 年再次入院时，查自身免疫性指标均阴性，但血钙降低，甲状旁腺激素分泌明显减少。这可能是甲状旁腺功能减退症的表现。⑤患者经过多年的治疗，病情得到了一定程度的控制，多次复查 CK 波动于 200 U/L 左右。然而，1 个月前在门诊复诊，查 CK 为 620.000 U/L，提示病情可能有进展。

三、体格检查

患者 T 36.5 ℃，P 88 次/分，R 18 次/分，BP 136/87 mmHg。面色无苍白，神清，对答切题。心脏、肺部、腹部查体未见明显异常。脊柱无畸形，生理弯曲存在，脊柱无明显压痛，弯腰无受限。双下肢无肿胀，四肢关节无红肿及压痛，活动无受限。四肢肌力、肌张力均正常、上肢上举及下肢下蹲站起均可自行完成。生理反射存在，病理征阴性。

体格检查的重点和临床启示

体格检查主要注意以下几点：①一般状况检查。了解患者的一般情况，如营养状况，皮肤黏膜有无苍白、黄染、肝掌、蜘蛛痣等。②淋巴结检查。注意淋巴结是否肿大，是否存在异常的肿大淋巴结。③甲状腺检查。注意甲状腺是否肿大，是否有甲状腺结节等。④心肺检查。是否存在心包摩擦音、干湿啰音、胸水等。⑤肝脾检查。注意肝脾是否肿大，是否存在压痛、叩痛等情况。⑥肢体检查。注意四肢是否水肿，动脉搏动是否减弱或肢体血压异常等，同时检测肌力和肌张力。患者有低钙血症，还需行面神经叩击试验（Chvostek 征）或束臂加压试验（Trousseau 征）。以上查体，了解患者乏力是否与全身营养状态、心血管疾病或呼吸系统及消化系统慢性疾病或内分泌异常相关。

四、辅助检查

2014 年 6 月 18 日在我院查：谷丙转氨酶 13.000 U/L，肌酐（酶法）91.700 μmol/L，谷草转氨酶 16.000 U/L。CK 620.000 U/L。

入院后 7 月 19 日查血常规：WBC 8.07×10^9/L，Hb 147 g/L，MCV 87.8 fl，PLT 324×10^9/L。尿常规、大便常规未见异常。血生化：AST 17 U/L，ALT 16 U/L，血钾 3.35 mmol/L，血钙 1.720 mmol/L，磷 2.370 mmol/L，肌酐（酶法）82.700 μmol/L。磷酸肌酸激酶 490 U/L，乳酸脱氢酶 285.000 U/L。元素六项：镁 0.560 mmol/L↓，铁 32.400 μmol/L，锌 18.700 μmol/L，铜 10.500 μmol/L↓。甲功七项未见异常。甲状旁腺激素测定：甲状旁腺激素 iPT 0.748 pmol/L（1.3 ～ 6.8 pmol/L），甲状旁腺激素 iPT2 7.050 pg/mL（12 ～ 65 pg/mL）。25 - 羟维生素 D 48.4 nmol/L。7 月 21 日查抗核抗体弱阳性 1∶100 颗粒，抗 SSA（+），其他 ENA 抗体均为阴性。狼疮抗凝物质 40 U/mL。抗心磷脂抗体、类风湿四项、AKA（-）、狼疮四

项、ANCA 四项未见异常。心脏彩超：二尖瓣稍增厚并反流（轻度），三尖瓣反流（轻度），左室收缩功能正常，建议定期复查。腹部彩超：肝脏、胆囊、肝内外胆管、胰腺、脾脏超声检查未见明显异常。泌尿系彩超：双肾集合系统回声增多，不排除小结石。双侧输尿管、膀胱、前列腺及双侧精囊超声检查未见明显异常。甲状腺彩超：甲状腺左侧叶囊肿。双侧颈部未见明显肿大淋巴结。肌电图：可疑肌源性损害。右正中神经周围神经源性损害（感觉纤维受累）。

回顾患者生化检查结果（图1）：

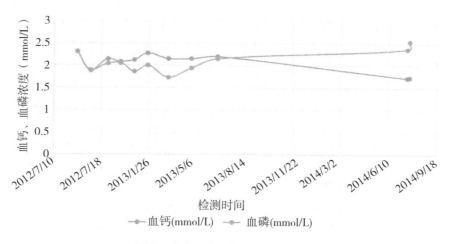

图1 患者历次血钙、血磷检测值

患者 CK 变化趋势见图2。

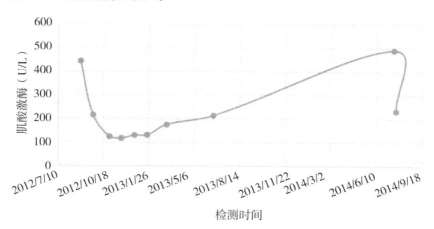

图2 患者 CK 变化趋势

辅助检查的重点和临床启示

辅助检查方面，需初步完善三大常规，胸片、胸部 CT 等影像学检查，炎症指标（CRP、PCT、ESR）、免疫学检查（抗核抗体、抗 ENA 抗体谱、风湿三项、自免五项、RF 检测等）等。患者 CK 升高，从 CK 来源来看，主要来源于心肌、骨骼肌以及脑等。如果为心肌损伤则应有心血管方面症状，但该患者并无此类症状，可排除。同样地，来源于脑损伤也不支持。故考虑应来源于骨骼肌或特发性 CK 升高。CK 异常升高可分为生理性因素和病理性因素。

生理情况下，CK 水平可受年龄、性别、种族、地域、运动等多种因素影响。运动所致的血清 CK 波动是最常见的生理因素。CK 病理性升高原因有很多：①肌肉的损伤。在剧烈运动或者肌肉外伤之后细胞坏死可以引起肌酶的升高。②急性心肌梗死、心肌炎。这类患者由于心肌的坏死也有可能会导致 CK 升高。③横纹肌溶解、食物中毒等，也有可能导致全身多部位的细胞损伤，引起 CK 的升高。此外，服用他汀类药物有可能有副作用，也会引起肌酸激酶升高。

来源于骨骼肌，该患者 CK 升高反复，从病史来看，难以用剧烈运动及过度疲劳、肌肉损伤、酒精中毒、惊厥、癫痫发作等解释。肿瘤方面，某些副肿瘤综合征可能出现伴发肌病，但该患者为年轻男性，肿瘤可能性较小。剩下其他各种影响骨骼肌细胞损害的因素都可能成为本病病因。骨骼肌本身变性的肌病（如进行性肌营养不良）需要鉴别。代谢性疾病方面，能量代谢如糖代谢、脂肪代谢以及电解质异常等的环节都可能出现代谢性相关的肌病，其中糖代谢以及脂肪代谢异常往往与遗传性因素有关。自身免疫性肌病导致骨骼肌损害也可出现肌酸激酶升高。此外，甲状腺与甲状旁腺功能异常也可能引起肌病。在病情分析中，需要考虑以上因素。

检测甲状腺与甲状旁腺功能有助于诊断。

从患者疾病表现来看，进行性肌营养不良不典型，如需确诊，需要基因检测。代谢性肌病，需要借助肌肉活检以及基因检测帮助诊断。该患者既往肌肉活检未行免疫组化及电镜检查，若诊断代谢性肌病，目前证据不足。

与自身免疫性疾病相关的肌病，一般需要确定存在某种自身免疫性疾病，但该患者除了肌酶升高外，无其他全身性器官损害。

五、诊断

（1）特发性甲状旁腺功能减退症。

（2）甲状旁腺功能减退性肌病。

（3）蚕豆病。

（4）肾结石。

（5）甲状腺囊肿（左侧叶）。

六、治疗方案及转归

根据患者甲状旁腺激素水平，考虑患者 CK 升高为甲状旁腺功能减退所致，予停用激素等免疫抑制剂，仅针对甲状旁腺功能减退治疗。补钙以不发生抽搐为前提，口服碳酸钙 D 0.6 g tid，尽量将血钙补至 2.0 mmol/L。治疗后复查 CK 为232.000 U/L，乳酸脱氢酶 243 U/L。

诊治小结和思考

本例患者乏力，多次检测 CK 升高，病程中有手足抽搐，最终确定患者存在低钙血症，进而发现与甲状旁腺功能减退有关。提示对乏力，CK 升高，肌肉抽搐包括发作性手足搐搦、眼睑痉挛、躯干痉挛、咽喉痉挛等，查体可见肢体近端轻度肌力减退，Trousseau 征和 Chvostek 征阳性；化验血清 CK 轻、中度增高，且有低钙、高磷血症，甲状旁腺素低于正常水平，肌肉病理正常或出现轻度非特异性改变，需要注意甲状旁腺功能减退性肌病。

病例7 反复乏力1年半，加重2月

男性患者，30岁。

一、主诉

反复乏力1年半，加重2月。

二、现病史及相关病史

患者自诉于1年半前无明显诱因出现乏力、肌肉酸痛、易累，到当地A医院就诊，查肝功能示：ALT 100 U/L，AST 108 U/L。予中药治疗（不详）后，症状无缓解，遂至B医院住院，诊断为"非酒精性脂肪肝病"，予护肝、降酶等治疗（不详）后，症状好转出院。出院未坚持服药及复查，症状时好时坏。3个月前上述症状再发，查肝功能异常，其间未服用特殊药物如中药或其他药物等，无剧烈运动等情况。遂又至B医院门诊就诊，予复方甘草酸苷及水飞蓟宾葡甲胺治疗，但2014年5月7日复查肝功能 ALT 296 U/L，AST 190 U/L，较前升高。自身免疫性肝炎抗体：AMA-M2弱阳性、p-ANCA弱阳性。为进一步诊治来我院就诊，拟"肝功能异常查因"收入院治疗。病程中，患者无畏寒、发热，无四肢关节疼痛，无皮疹及皮肤瘙痒，无腰痛，无酱油样小便，无白陶土样大便及无大便颜色变浅，无上腹痛，无纳差、呕吐、身目黄染、腹胀、双下肢浮肿、尿少、呕血等。起病以来，患者精神一般、睡眠好、大便正常，体重下降约6 kg。

既往史与其他病史：既往有慢性浅表性胃炎病史10年，一直不规则治疗。否认结核、病毒性肝炎、肝吸虫病、血吸虫病等传染病史。已婚，育有1子，配偶及儿子均体健。无吸烟及饮酒史。父母亲均健在，否认家族中有类似病患者，否认遗传病、肿瘤、冠心病、高血压及糖尿病史。否认两系三代家族性遗传病史。

病史采集的重点和临床启示

患者乏力，并有化验检测提示AST及ALT升高，病史询问需要注意以下几点：①详细了解患者的病史和症状。询问患者是否有肝脏疾病、胆囊疾病、胰腺疾病等病史，以及是否有恶心、呕吐、腹胀、腹泻等消化道症状。②询问患者的用药情况。询问患者是否有服用过可能导致转氨酶升高的药物，比如抗生素、抗结核药物、抗肿瘤药物等。③了解患者的饮食习惯。询问患者是否经常吃油腻食物、高胆固醇食物、高糖食物等，以及是否经常喝浓茶、咖啡等刺激性饮料。④询问患者的作息习惯。询问患者是否有熬夜、作息不规律等习惯，以及是否经常进行高强度运动。⑤询问患者的家族病史。询问患者家族中是否有肝脏疾病、胆囊疾病、胰腺疾病等病史。⑥询问患者有无发热、肌肉关节疼痛及乏力等症状。

通过以上询问，可以对转氨酶升高的原因、可能的并发症和预后进行初步判断，并为后续的检查和诊断提供参考。以下是对该病的一些分析和启示：①乏力、肌肉酸痛、易累的症状可能由慢性疾病或肌肉疾病导致。这可能是一个慢性疾病的过程。②患者接受了护肝、降酶等治疗，但症状并未完全缓解。这表明可能仍有未明确的问题，需进一步探究。③患者自身免疫性肝炎抗体呈弱阳性，这说明有自身免疫性肝炎的可能性。必要时可考虑做肝穿刺活检。④患者的体重下降约 6 kg，反映该病可能有消耗性质。⑤在病程中，患者没有其他显著的症状，如畏寒、发热、四肢关节疼痛、皮疹及皮肤瘙痒、腰痛、酱油样小便、白陶土样大便等。这表明疾病的进程相对稳定。

三、体格检查

患者神志清楚，对答切题，定向计算力正常，肝掌（－）、蜘蛛痣（－）、胸前毛细血管扩张（－），全身无皮疹，皮肤巩膜无黄染，无口腔溃疡，浅表淋巴结未扪及肿大。心肺检查未见异常；腹部平坦，腹肌软，压痛（－），肝及脾脏肋下未扪及，腹部按压反跳痛（－），未触及包块，Murphy's 征（－），肝脾肋下未触及，肝区叩击痛（－），移动性浊音（－），肠鸣音正常。双下肢未见凹陷性水肿，扑翼样震颤（－）。肌力和肌张力正常。无关节肿胀与压痛。

体格检查的重点和临床启示

对于乏力及转氨酶升高的情况，体格检查时应注意以下方面：①一般检查。观察患者整体状态，包括体温、面色、神情、呼吸等，以判断是否有明显的全身反应。②肝脏及脾脏检查。触诊及叩诊检查，了解肝脏大小，表面是否光滑，有无异常肿块或结节等，有无肝区叩击痛等。同时，要留意是否出现肝掌、蜘蛛痣等典型的肝脏病变，有无脾肿大。③其他腹部检查。注意观察腹部形态，有无腹胀、胃肠型等异常，并检查腹部有无压痛及反跳痛，检查胆囊、胰腺等是否有异常。④淋巴结检查。了解全身浅表淋巴结有无肿大。⑤其他检查。检查心电图等，以排除其他可能的病因。要结合病史和其他检查结果，对患者的病情进行综合判断，以便更好地制订治疗方案。

四、辅助检查

2014 年 5 月 7 日，B 医院查肝功能示：ALT 296 U/L，AST 190 U/L。自身免疫性肝炎抗体：AMA – M2 弱阳性、P-ANCA 弱阳性。

入院后查血常规：白细胞总数 7.710 × 10^9/L，淋巴细胞绝对值 2.330 × 10^9/L，中性粒细胞绝对值 5.080 × 10^9/L，血小板计数 288.000 × 10^9/L，血红蛋白浓度 130.000 g/L。生化：谷丙转氨酶 129.000 U/L，谷草转氨酶 158.000 U/L，乳酸脱氢酶 1291.000 U/L，肌酸激酶 1601.000 U/L，谷氨酰转肽酶 42 U/L，碱性磷酸酶 38.000 U/L。总胆红素 7.19 μmol/L，直接胆红素 3.21 μmol/L，间接胆红素 4.0 μmol/L，血肌酐 59 μmol/L，血尿酸 744 μmol/L。CRP、β 羟基丁酸未见异常。2015 年 4 月 1 日甲功三项：游离三碘甲腺原氨酸 4.090 pmol/L，游离甲状腺素 9.230 pmol/L，促甲状腺素 2.495 μIU/mL。凝血四项：凝血酶原时间 9.900 sec，凝血酶原活动度 127.900%，活化部分凝血活酶时间 18.200 sec。抗核抗体、血管炎两项、抗心磷脂抗体、抗磷脂综合征三项均阴性。外院查自身免疫性肝炎抗体 AMA-M2 弱阳性、P-ANCA 弱阳性。患者近期有肌肉酸痛，查乳酸脱氢酶及肌酸激酶升高，其否认近期有特殊服药史、饮酒史及剧烈运动等情况，不排除有肌肉疾病，可行乳酸测定、肌电图等进一步排查。

5 月 21 日，体液免疫（七项）：免疫球蛋白 A 3.590 g/L，血清总补体 58.000 U/mL。肝胆胰脾 + 门静脉超声检查所见：肝内多发高回声团，考虑良性病变可能性大（血管瘤）。自身免疫性肝炎抗体：ANA 弱阳性 1：100 颗粒型，其他抗体阴性。乳酸测定：3.8 mmol/L；乙肝两对半、肝炎二项、血播二项、体液免疫、铜蓝蛋白、G6PD + 地中海贫血常规、心电图、腹部彩超、胸片等均无异常。5 月 29 日查 β 羟丁酸 0.01 mmol/L。肌肉活检及相应的检查以进一步明确。肌肉活检结果：光镜所见送检肌组织内肌纤维大小基本一致，排列整齐，未见肌纤维坏死伴吞噬改变，未见再生肌纤维现象；内核纤维未见增多；组织内少许肌纤维胞浆内嗜伊红颗粒增多，未见嗜碱性纤维，肌间质未见增生，未见炎细胞浸润。组织化学检查未见破碎红纤维（RRFs）及镶边空泡（RVs）；NADH 两型纤维相间分布，肌原纤维间网格状结构大致正常；SDH 未见血管壁强染现象（SSVs）及破碎蓝纤维（RBFs）；COX 未见酶活性缺失纤维；SDH/COX 双染未见蓝染纤维；PAS 糖原含量未见增多；ATPase 两型纤维相间分布，未见同型纤维群组化现象；油红 O（ORO）染色部分肌纤维内脂滴含量稍显增多。免疫组织化学结果：Dystrophin-Rod/C/N，肌纤维膜呈阳性表达，表达均匀、连续；α/β/γ/δ-sarcoglycan，肌纤维膜呈阳性表达，表达均匀、连续；Dysferlin，肌纤维呈阳性表达，表达均匀。免疫组化检查未见破碎红纤维（RRFs）及镶边空泡（RVs）；NADH 两型纤维相间分布，肌原纤维间网格状结构大致正常；SDH 未见血管壁强染现象（SSVs）及破碎蓝纤维（RBFs）；COX 未见酶活性缺失纤维；SDH/COX 双染未见蓝染纤维；PAS 糖原含量未见增多；ATPase 两型纤维相间分布，未见同型纤维群组化现象；ORO 部分肌纤维内脂滴含量稍显增多。电镜所见：符合脂质沉积性肌病的超微结构改变。基因测序：电子转运黄素蛋白脱氢酶（ETFDH）基因突变。

辅助检查的重点和临床启示

辅助检查方面，需初步完善三大常规，免疫学检查（抗核抗体、抗 ENA 抗体谱、RF 检测等），胸部 CT 等影像学检查。患者乏力表现，结合血清谷丙转氨酶和谷草转氨酶升高，需进一步了解转氨酶升高是肝病还是骨骼肌或心肌损害所致，需要了解有无肌肉损害，应查心肌酶谱、肌红蛋白、肌电图。乏力与肌肉酸痛可以是肌肉本身疾病也可是全身性疾病所致。

谷丙转氨酶主要存在于肝脏、心脏和骨骼肌中；谷草转氨酶主要存在于心肌，肝脏和骨骼肌等处；LDH 几乎存在于所有体细胞中，而且在人体组织中的活性普遍很高，因此血清中 LDH 的增高对任何单一组织或器官都是非特异的；肌酸激酶（CK）主要存在于骨骼肌、脑和心肌组织中。正常情况下，绝大多数肌酸激酶位于肌细胞内，若血液中肌酸激酶升高，则提示已有肌肉损害或正发生肌肉损害。

对于这些检查结果异常的原因，考虑存在两种情况：一元论解释，转氨酶升高由骨骼肌受累引起；二元论解释，不排除骨骼肌受累的同时存在肝功能损害。无论哪种情况，骨骼肌受累都是可以肯定的。肝脏是否受累可以通过肝脏的各种检查来判断。该患者在外院查 AMA-M2 弱阳性，但其转氨酶与谷氨酰转肽酶及碱性磷酸酶关系显示并不支持原发性胆汁性胆管炎。入院后本院查自身免疫性肝炎抗体谱，仅 ANA 1∶100 弱阳性（颗粒型），而自身免疫性肝炎抗体包括 AMA-M2 在内均为阴性，故自身免疫性肝病方面证据不足。而确定骨骼肌受累的原因，可从肌酸激酶升高的原因方面入手分析。

本例患者肌痛乏力，CK升高，生理情况下，CK水平可受年龄、性别、种族、地域、运动等多种因素影响。CK病理性升高原因可能有很多，常需考虑几大类疾病可能：①肿瘤，可合并肌炎。已知多肌炎与皮肌炎常合并肿瘤。②代谢性肌病。代谢性肌病一般分三大类型：糖原沉积性肌病、脂肪沉积性肌病和能量代谢障碍所致的线粒体肌病等。本例患者血气分析提示血乳酸升高，考虑为代谢性肌病。代谢性肌病主要临床表现：进行性的肌肉痉挛或疲劳，典型的肢带或面、肩、肱综合征。严重者可出现肌红蛋白尿。明确诊断需行肌活检与组织化学检查。③炎症性肌病。炎症性肌病分为两大类，包括感染性肌病和特发性炎症性肌病。感染性肌病常见的感染因素主要有病毒感染、真菌感染、某些细菌（如结核杆菌、肺炎支原体和立克次体等，还有寄生虫如血吸虫、棘球绦虫等。该患者无感染的临床表现，可考虑排除。④药物或毒物引起的肌病。特发性炎症性肌病是指一组明确诊断和分类，需肌活检与组织化学检查，甚至电镜检查的疾病。

本例患者从疾病临床表现来看，可以首先排除心脏和脑部受累的情况，病变定位在骨骼肌应无问题。通过病史询问，可进一步排除肌酶升高与剧烈运动、过度疲劳、全身惊厥、癫痫发作、酒精中毒、严重肌肉损伤（如挤压伤）及药物等的相关性。甲状腺功能检测排除甲状腺功能异常相关肌病。生化检查未见钙磷代谢异常，暂不考虑甲状旁腺功能异常情况。还有肿瘤伴发肌病、代谢性肌病与炎症性肌病需要进一步鉴别。肌肉活检及电镜检查有助于明确诊断。本例患者肌肉病理证实为脂质沉积性肌病后，需要进一步进行基因检测分型。从基因检测结果来看，患者ETHDH基因突变，引起多酰基辅酶A脱氢酶缺乏症（MADD）；在治疗方面，核黄素补充被认为可显著改善ETHDH基因突变所致的脂质沉积性肌病的临床症状和代谢特征。

五、诊断

脂质沉积性肌病。

六、治疗方案及转归

给予补充左卡尼汀、维生素B2、辅酶Q10，并予营养心肌，改善代谢，抗血小板聚集、护肝等治疗。治疗后，患者无力症好转。

诊治小结和思考

脂质沉积性肌病是一组遗传异质性单基因病，是以原发性脂肪代谢途径中的酶或者辅基缺陷导致的肌纤维内脂肪沉积为主要病理特征的一组肌病。国内多个疾病中心的报道显示，脂质沉积性肌病占肌肉活检病例总数的 3% ～ 9%。本例患者以乏力、肌肉疼痛、容易疲劳为主要表现，检验发现转氨酶升高，AMA-M2 抗体及 P-ANCA 阳性，起初考虑为肝病，但患者存在明显肌肉症状，最终通过肌肉活检及基因检测确诊为脂质沉积性肌病。

目前常见的脂质沉积性肌病有四种类型：原发性肉碱缺乏症（PCD）、多酰基辅酶 A 脱氢酶缺乏症（MADD）、伴有鱼鳞病的中性脂质储存病（NLSDI）和伴有肌病的中性脂质存储病（NLSDM）。MADD 致病相关基因，主要与 ETF 纯合子或复合杂合突变的电子转移黄素蛋白（electron transfer flavoprotein alpha subunit，ETFA，编码 ETFα 亚单位；electron transfer flavoprotein beta subunit，ETFB，编码 ETFβ 亚单位），或电子转运黄素蛋白脱氢酶突变（编码 ETFDH）有关。而根据 MADD 临床表现，又分为三型：Ⅰ型（伴有先天畸形的新生儿发病型）、Ⅱ型（不伴有先天畸形的新生儿发病型）、Ⅲ型（轻型或晚发型）。MADDⅢ型是最常见的表现形式，婴儿期到成年期均可出现，最常见的症状是肌肉无力、运动不耐受和/或肌肉疼痛；也可以看到代谢失代偿和横纹肌溶解症发作。除近端肌病外，晚发型 MADD（Ⅲ型）患者还可能发生严重的感觉神经病变。我国约 90% 脂质沉积性肌病的病因为晚发型 MADD。

本例成人后起病，属于晚发型 MADD。晚发型 MADD 特点是 2 ～ 64 岁皆可起病，10 ～ 40 岁好发，起病隐匿，呈慢性或亚急性病程，患者多以运动不耐受起病，如行走数百米出现明显疲劳伴肌肉酸痛。本例常规肌肉活检光镜下检查未见异常，而组织化学检查发现肌纤维细胞脂肪滴稍增多，基因检测又进一步证实了诊断。提示肌病的病理检测手段，需要有免疫组织化学等进行诊断和鉴别。临床中发现转氨酶升高的情况，需要进一步追查可能的原因，切不可思维定式只想到肝脏疾病。骨骼肌受累的肌病需进一步排查具体病因，密切结合病史，同时重视肌肉活检与组织化学检查的作用，此外，确认脂质沉积性肌病后还应进一步进行基因检测，基因检测有助于治疗方案的制订。

病例 8　鼻塞、流涕、头痛 2 月

女性患者，58 岁。

一、主诉

鼻塞、流涕、头痛 2 月。

二、现病史及相关病史

患者两月前不慎受凉，随之出现鼻塞、流涕伴头痛，阵发搏动性头痛，无恶心呕吐，无发热，无畏光，发作时无明显诱因，无肢体麻木乏力，无抽搐，意识清楚。在当地诊所予以"感冒药"对称处理后，鼻塞、流涕症状可缓解，但仍间有头痛，伴全身不适。为求进一步系统诊治来诊并入院。起病以来，患者精神可，胃纳、睡眠可，大小便正常。无下肢水肿。体重未见明显改变。

既往史与其他病史：否认高血压、糖尿病、冠心病、甲状腺功能亢进等慢性病史，否认肝炎、肺结核等慢性传染性疾病史，否认重大手术外伤史。父母亲均健在，否认家族中有类似病患者。

病史采集的重点和临床启示

患者现病史较为简略，在询问鼻塞、流涕、头痛等病史时，需要注意以下几点以避免漏诊：①详细了解症状的发展过程。要了解症状是突然发作还是逐渐出现，是否有诱因，如感冒、过敏原等。②了解既往病史。询问患者是否有鼻窦炎、哮喘、高血压、偏头痛等既往病史。这些病史可能与当前的鼻塞、流涕、头痛等症状有关联。③了解症状的持续时间和频率。询问鼻塞、流涕、头痛等症状的持续时间，以及症状是否在特定时间段内加重或缓解。这有助于确定症状的严重程度和可能的病因。④了解症状的性质和特征。询问鼻塞、流涕、头痛等症状的性质，如是阵发性、持续性还是间歇性发作，以及症状的严重程度和特征。这有助于确定症状是否与其他疾病相似或具有独特性。⑤了解伴随症状。询问患者是否有其他伴随症状，如发热、皮疹、咳嗽、喉咙痛、听力下降、眼痛、关节痛、肢体麻木等。这些症状可能与鼻塞、流涕、头痛等症状相关联，有助于确定病因和制订治疗方案。⑥了解家族史。询问患者是否有家族过敏史、鼻窦炎等病史。这有助于确定症状是否具有遗传性或与家族相关。通过详细了解病史，可以更准确地评估鼻塞、流涕、头痛等症状的病因和严重程度，避免漏诊和误诊。本例患者循上述思路经过进一步的病史询问，确认患者 2017 年 5 月 5 日出现发热，随后又出现右眼肿胀、红，分泌物增多，并有下肢麻木感及踝关节痛，小腿肌痛，自感听力下降。以上症状，提示患者有多器官受累，以单一器官疾病不易解释患者病情。

三、体格检查

患者 T 36 ℃，P 78 次/分，R 20 次/分，BP 120/80 mmHg。意识清楚，对答切题，面容安静。全身浅表淋巴结未及。双侧瞳孔等大等圆，直径 3 mm，直接和间接对光反射存在。结膜无苍白，无充血、水肿。心率 78 次/分，心律齐，各瓣膜区未闻及病理性杂音。双肺呼吸运动对称，节律正常，触觉语颤正常，无胸膜摩擦感，双肺叩诊清音，双肺呼吸音清，未闻及干湿性啰音。四肢肌力、肌张力正常，病理征未引出。

体格检查的重点和临床启示

对于鼻塞、流涕、头痛症状，在体格检查时需要注意以下几点以避免漏诊：①注意查体细节。在体格检查中，需要关注全身性表现，如有无发热等，并要就症状突出的器官或组织重点关注，如鼻腔、鼻窦和鼻咽部的情况；要检查鼻腔黏膜是否充血、水肿、肥厚或萎缩，鼻中隔是否偏曲，有无血肿、脓肿、黏膜肥厚。同时，要检查鼻道是否有分泌物、异物、新生物。②注意伴随症状。在检查过程中，还需要注意患者的其他伴随症状。例如，是否有张口呼吸或面部狭长、表情呆滞、硬腭高弓、上唇短厚及切牙突出等腺样体面容。这些症状可能与鼻窦炎等疾病相关。③注意其他系统表现。在体格检查中，还需要关注其他系统的情况，如心血管系统、呼吸系统、消化系统、运动系统及神经系统等。

这些系统的问题可能不能导致以上全部症状，但是可能作为某个主要症状的主要原因，也可能是全身性疾病的单一系统表现，如头痛要了解是高血压所致，还是发热或鼻窦病变所致，需要鉴别。通过全面细致的体格检查，可以更准确地评估鼻塞、流涕、头痛等症状的病因和严重程度，避免漏诊和误诊。本例患者初始查体采集到的临床特征较少，增加了诊断的困难。但循以上体格检查的思路，排除了高血压所致头痛，排除了腺样体肥大引起的鼻塞，进一步体格检查除发现鼻黏膜水肿外，还发现有眼结膜充血、小腿肌肉压痛。提示除了呼吸道的体征，也有其他多器官表现。

四、辅助检查

2017年5月3日，入院查血常规：WBC 12.32×10⁹/L，NEUT#9.63×10⁹/L，Hb 99 g/L，PLT 428×10⁹/L。尿常规：潜血（+），红细胞计数11.50个/μL（参考范围0～26个/μL）。大便常规正常。ESR 101 mm/h。凝血、HIV、性激素六项、肝肾功、心肌酶、糖化血红蛋白、肝炎系列、高血压三项、24小时游离皮质醇、CEA、AFP未见明显异常。甲功：T3 3.16 nmol/L、T4 15.57 nmol/L、TSH 3.8 μIU/mL。肿瘤三项：血清铁蛋白747.8 ng/mL。心电图、腹部彩超、心脏彩超未见明显异常。

5月3日头部螺旋CT平扫：①颅内CT平扫未见异常；②双侧筛窦、上颌窦及蝶窦炎症，以右侧为著。甲状腺彩超：甲状腺不大，甲状腺右侧叶内低回声结节，考虑甲状腺良性结节可能性大。胸部正侧位片：肺野前份可疑结节灶。ESR 104 mm/h。C反应蛋白：155.7 mg/L。血清降钙素原检查：0.102 ng/mL。鼻内镜下见：①鼻窦炎；②变应性鼻炎；③鼻中隔偏曲。

2017年5月5日头颅MRI：①双侧额顶叶少量缺血、变性灶；②头颅MRA脑动脉硬化；③头颅MRV示左侧横窦纤细；④全组副鼻窦炎。2017年5月9日鼻窦CT：全组鼻窦炎症，考虑合并部分息肉形成；鼻中隔偏曲，双侧下鼻甲肥厚，鼻腔鼻道部分阻塞。于5月9日予"急性鼻窦炎"转入耳鼻喉科。5月10日血常规：白细胞数16.040×10⁹/L，中性粒细胞绝对值11×10⁹/L，血小板计数538×10⁹/L，血红蛋白浓度91 g/L。高敏C反应蛋白157.1 mg/L。

2017年5月10日再次行鼻内镜检查并鼻腔肿物活检术，检查报告示：鼻腔肿物性质待查，鼻中隔偏曲。术中见鼻腔狭窄，鼻黏膜水肿明显，见右下鼻甲及鼻中隔后端肿物。钳取肿物送病理活检，冰冻切片初步报告为恶性淋巴瘤可能性大，但不排除炎症。鼻腔肿物病理活检报告提示：慢性化脓性炎；免疫组化：CK（-），CD3（部分+），CD45RO（部分+），CD20（散在+），CD79a（部分+），CD8（散在），CD4（散在+），CD56（散在少许+），Perforin（-），TIA（+），GB（部分+），Ki-67（15%+）；分子病理结果：EBER（-）。5月16日PET-CT报告：鼻腔及鼻窦肿物，代谢异常活跃；双颈部I—V区多发肿大淋巴结，代谢异常活跃；双肺多个结节，代谢异常活跃；右侧腋窝结界，代谢异常活跃；脾脏代谢异常活跃；双肾多发病灶。综合以上多发病灶考虑为淋巴瘤可能性大，建议活检。左侧上颌窦慢性炎症。患者再次行鼻腔肿物活检。进一步询问病史，患者存在下肢麻木感及踝关节痛，小腿肌痛，自感听力下降。

　　患者于 5 月 23 日转入风湿免疫科。转入后 5 月 24 日行骨髓穿刺检查，结果提示：①增生性贫血－BM；②骨髓及外周血小板增多。2017 年 5 月 25 日血常规：白细胞总数 23.430 × 10^9/L，血红蛋白浓度 89 g/L，血小板计数 780 × 10^9/L。5 月 25 日抗中性粒细胞浆抗体：c-ANCA 阳性（＋），PR3-ANCA－141 U/mL（小于 15 U/mL 为阴性）。优生四项：正常。肝功：白蛋白 29.4 g/L，球蛋白 41.3 g/L，谷丙转氨酶 118 U/L，谷草转氨酶 48 U/L，碱性磷酸酶 279 U/L，谷氨酰转肽酶 251 U/L。生化：糖 6.570 mmol/L，高敏 C 反应蛋白 95.6 mg/L。再次至某肿瘤医院活检，病理意见：（右下鼻甲肿物、鼻中隔肿物）镜下见黏膜组织中见大量浆细胞、中性粒细胞浸润，并可见嗜酸性粒细胞及淋巴样细胞浸润，间质血管增生。活检少量鼻腔黏膜及坏死炎性渗出物，其中见鳞状上皮增生，小涎腺体增生伴鳞状化生，并见炎性肉芽组织增生。5 月 27 日胸部 CT：①双肺多发结节，较前增大，增多；②心包少量积液。5 月 27 痰培养：无致病菌生长。5 月 27 日听力检测：双侧轻度传导性听力下降。6 月 9 头颅 MR 平扫＋增强：①右侧上颌窦炎，双侧乳突炎症；②脑实质未见明显异常。2017 年 5 月 27 日胸部螺旋 CT 平扫（套）检查所见：①双肺多发结节，较前增大、增多，真菌感染？肿瘤？建议增强扫描进一步检查。②心包少量积液。结核菌感染 T 细胞检测两项（T-SPOT-TB）：A 抗原 0 个，B 抗原 10 个。5 月 31 日尿常规：潜血（2＋），红细胞计数 580.80 个/μL（0－26）。6 月 19 日降钙素原检测：血清降钙素原 0.24 ng/mL。红细胞沉降率 79 mm/h。C 反应蛋白 93.8 mg/L，钠 136 mmol/L，肌酐（酶法）105 μmol/L，磷 0.57 mmol/L，钙 1.95 mmol/L，白蛋白 28.6 g/L，球蛋白 24.5 g/L。6 月 19 日复查胸部螺旋 CT 平扫（套）检查所见：双肺多发结节（大部分较前缩小），考虑炎性结节可能，建议继续治疗后复查，除外肿瘤。2017 年 8 月 3 日查肝胆胰脾螺旋 CT 平扫＋增强扫描：①双肾多发异常密度影，倾向血管炎改变，建议 MRI 检查；②右肾轻度积液，右输尿管上段稍扩张并炎症。8 月 10 日查中腹部 MRI 平扫＋增强扫描：①双肾多发异常信号，考虑血管炎所致双肾多发缺血梗死灶，请结合临床；②肾上腺 MRI 未见明确异常；③慢性胆囊炎。

辅助检查的重点和临床启示

　　辅助检查方面，需初步完善三大常规、红细胞沉降率、C 反应蛋白、降钙素原、免疫学检查（抗核抗体、抗 ENA 抗体谱、抗中性粒细胞胞浆抗体、RF 检测等）等，行胸部 CT 及鼻窦 CT 等检查。初始接诊医师对其病史采集信息不足，但通过补充询问病史发现，其鼻塞、流涕伴头痛之外，还有关节肿痛，且有手足麻木，以及听力下降与眼红等表现，单纯鼻窦炎不能解释疾病全貌。

患者存在发热，发热可分为感染性发热、非感染性发热。该患者在初诊时难以仅凭发热症状来判断其属于感染性或非感染性。因此需要进行感染性疾病筛查，包括血培养、痰培养等。此外发热性疾病鉴别中，需要排查血液系统疾病，因而需要行骨髓穿刺检查。本例患者骨髓穿刺最终报告为骨髓增生正常。

患者存在鼻塞、流涕，加上发热症状，貌似符合感染性疾病如上呼吸道感染、鼻窦炎。但患者除了鼻塞、流涕及发热，还存在眼红的表现，眼部病变是与鼻窦病变无关的独立表现，还是与鼻窦病变有关的表现需要进一步分析。

患者除了鼻塞、流涕及眼病外，还有自感听力下降，遂进行听力检测，发现双侧轻度传导性听力下降。另外，患者尿常规提示潜血，患者为绝经后女性，排除月经的影响，就需要进一步查找尿潜血原因。患者腹部彩超未见泌尿系异常，可排除泌尿系结石所致的尿潜血。如果持续尿潜血阳性，那么红细胞来源需进一步追查，还需了解红细胞是正形红细胞还是畸形红细胞为主。患者 PET-CT 提示双肾多发病灶，进一步肾脏 MRI 提示双肾多发缺血梗死灶，推测尿红细胞阳性主要来源于肾脏损害。

患者胸部 CT 提示结节，可能为炎症性或肿瘤性。患者红细胞沉降率及 CRP 升高，鼻窦活检病理提示炎性肉芽肿组织增生。结缔组织病中，可出现鼻窦炎并发热以及神经与听力受损者，嗜酸性肉芽肿性多血管炎及肉芽肿性多血管炎（GPA）皆有可能。但该患者外周血多次检测未见嗜酸性粒细胞增多，且无哮喘表现，故不支持嗜酸性肉芽肿性多血管炎。患者 c-ANCA 阳性（+），PR3-ANCA 141 U/mL，结合其鼻窦炎、肺部结节、鼻窦活检提示肉芽肿，故考虑疾病为肉芽肿性多血管炎。

五、诊断

（1）肉芽肿性多血管炎。
（2）肾梗死。
（3）慢性胆囊炎。

六、治疗方案及转归

患者 2017 年 5 月 5 日发热，体温最高 39.5 ℃，鼻塞、流涕，间有咳嗽、咳痰，予以盐酸莫西沙星氯化钠（拜复乐）0.4 g 静滴 qd + 美罗培南注射剂（美平）1 g 静脉滴注 q8h 抗感染治疗，仍高热。2017 年 5 月 9 日鼻窦 CT：全组鼻窦炎症，考虑合并部分息肉形成；鼻中隔偏曲，双侧下鼻甲肥厚，鼻腔鼻道部分阻塞。耳鼻喉科会诊后考虑鼻窦炎，于 5 月 9 日予"急性鼻窦炎"转入耳鼻喉科。随后患者又新出现右眼肿胀、溢泪，查体可见右眼结膜充血，清亮分泌物多，眼科会诊考虑结膜炎，予可乐必妥、普拉洛芬等治疗。予注射用头孢曲松钠（罗氏芬）+ 甲硝唑抗感染治疗，期间仍反复发热，体温最高为 39.4 ℃。进一步询问病史，患者存在下肢麻木感及踝关节痛、小腿肌痛，自感听力下降。患者于 5 月 23 日转入风湿免疫科。予大剂量丙球 20 g qd×5 天冲击治疗，大剂量甲强龙治疗冲击 3 天，之后激素逐步减少。5 月 31 日尿常规：潜血（2 +），红细胞计数 580.80 个/μL（0 ～ 26 个/μL），6 月 1 号开始行环磷酰胺 0.2 g qod 静脉输注治疗。患者骨密度提示骨质疏松。予密固达抗骨质疏松治疗，后出现畏寒、发热、右眼红伴疼痛、腰痛等不适，予对症处理。症状好转，体温降至正常。继续以糖皮质激素及环磷酰胺定期治疗，患者鼻塞症状消退，关节痛及小腿肌痛症状消失，听力恢复。

诊治小结和思考

本例患者因鼻塞、流涕、头痛及发热就诊，初次判断为鼻窦炎，随后病理检查一度认为淋巴瘤。之后再补充询问病史，发现患者除了鼻塞、流涕及发热外，有肌肉、关节痛症状以及听力下降表现，综合患者各方面表现，考虑血管炎可能性，检测血 c-ANCA 阳性及 PR3-ANCA 阳性，以及听力下降，诊断为肉芽肿性多血管炎。

由于上呼吸道受累见于 70% ～ 100% 的 GPA 病例，因此典型的耳鼻喉炎症状可能是疾病的首发临床表现。鼻腔和鼻旁窦是头颈部区域最常见的受累部位（85% ～100%），而耳科疾病见于约 35%（19% ～61%）的病例。耳科受累有时可能是 GPA 的第一个也是唯一的征兆。乳突炎可能是 GPA 的首发表现，25% 的 GPA 患者出现浆液性中耳炎，6% 的患者将听力损失作为疾病的初始体征。

GPA 可累及多个器官，临床表现多样。鼻腔、鼻窦是 GPA 最常侵犯的部位，且常作为首发症状出现。有报道称 64% ～ 80% 的患者有鼻部表现。GPA

的鼻部异常可表现为多种形式，鼻病活动最常见的特征是结痂，血迹斑斑的流涕和鼻塞，严重者可出现反复鼻出血、鼻部骨性结构破坏如外鼻畸形等。鼻部CT的典型特征为黏膜增厚、广泛的窦壁增厚和破坏。典型的病理表现为受累组织坏死、肉芽肿性炎症及血管炎。耳鼻喉科医生通常是 GPA 患者的首批医生之一。识别影响上呼吸道的 GPA 体征和症状对于有效的诊断评估至关重要，从而能够及时开始适当的治疗。

此患者冰冻切片及后期 PET-CT 均报告考虑淋巴瘤可能性大，需与鼻型结外NK/T细胞淋巴瘤鉴别。鼻型结外 NK/T 细胞淋巴瘤由于早期症状无特异性，临床易与韦格纳（Wegeners'）肉芽肿混淆，依据临床表现，鼻型结外 NK/T细胞淋巴瘤及韦格纳肉芽肿两者均可表现为鼻塞流涕、头痛，前者一般不出现眼部症状，但患者不排除结膜炎单发的可能，不排除与原发疾病不相关；影像学上，CT 及 MR 两者均有鼻窦炎的影像学表现；病理方面，前者病理表现为以出血、坏死为主的慢性非特异性炎症，其间见数量、大小不等的异形性、核浓染的瘤细胞呈血管中心性生长，亲血管性破坏。后者病理表现为非干酪性，可见多形核巨细胞肉芽肿、坏死性血管炎、纤维蛋白样坏死，无异型细胞增生。但两者均光镜下诊断困难或阳性诊断率不高，进一步鉴别需依赖病理免疫组化对 NK/T 细胞相关抗原进行检测而确诊。

肾脏受累是与预后相关的，研究显示，当肾脏受累时，10 年生存率估计为 40%，当没有肾脏受累时，10 年生存率为 60%～70%。因此诊断本病同时，需要对肾脏受累情况进行评估。本例患者平素无尿路刺激症状，但是尿中可见红细胞。本例患者 PET-CT 提示肾脏多发病灶。文献也报道 18-FDG PET-CT 可有助于肉芽肿定位。MRI 也提示肾脏病变，考虑多发梗死。肉芽肿性多血管炎肾脏损害时，肾脏彩超不一定能发现肾脏异常，也可能无明显蛋白尿及肾功能异常，需要对此加强筛查。

综上所述，MGPA 各项临床表现单独来看往往缺乏特异性，但多项临床表现共存于同一患者时，应该考虑到系统性疾病。另外，GPA 患者鼻窦受累多见，诊断上需与鼻型结外 NK/T 细胞淋巴瘤鉴别，前者有更多的多系统损害表现，以及二者病理上的区别有助于鉴别。对无明显肾功能异常者，GPA 患者仍可能肾脏发生病变，需要注意筛查。

病例 9 双侧髋关节、膝关节反复肿痛 2 年余

男性患者，11 岁。

一、主诉

双侧髋关节、膝关节反复肿痛 2 年余。

二、现病史及相关病史

患者 2 年余前运动（舞蹈排练）后出现右侧膝关节疼痛，伴该关节轻度肿胀，活动障碍，无皮肤潮红，休息后可减轻，但症状反复发作，当时未予特殊诊治。后关节痛逐渐累及右侧髋关节、左侧膝关节、左侧髋关节，疼痛程度较剧烈，伴晨僵，遂于 8 月前至某医院就诊。查左膝 MRI 示：①左侧股骨远端骺板周围、胫骨近端骺板周围异常信号，考虑感染并周围软组织肿胀；②左膝关节滑膜稍增厚；③左膝外侧半月板前角轻度变性；④左膝髌骨上囊及关节腔少量积液。髋部 MRI 示：①左侧股骨颈-上端骨质信号改变并周围软组织轻度肿胀，考虑感染性病变，需结合临床；②左侧髋关节滑膜增厚并关节腔少量积液。予青霉素、地塞米松及理疗等治疗，症状好转。3 月前关节痛再次发作，再次至该医院就诊，查关节彩超：双侧膝关节滑膜增厚，血流分级（0级），双膝关节部分软骨及骨质声像改变，右侧腘窝淋巴结可见。查右侧膝关节及骶髂关节 MRI 示：①右侧股骨远端骺板周围、股骨干下段、胫骨近端骺板周围、髌骨有异常信号，并周围软组织稍肿胀，考虑炎症，未除免疫性疾病所致；②右侧膝关节滑膜稍增厚；③骶髂关节面周围骨质、双侧股骨颈-上段骨质信号改变并周围软组织轻度肿胀，考虑炎症，未除免疫性疾病所致，需结合临床。查 HLA-B27 抗原 97.6%，RF 47.1 IU/mL，血管炎六项、抗核抗体谱十七项及 dsDNA 抗体阴性。诊断为"幼年型特发性关节炎"（与附着点相关性关节炎），予柳氮磺吡啶（0.75 g qd，12 月 16 日起），扶他林（25 mg bid，12 月 16 日起）治疗，后关节痛症状好转，现为求进一步诊治收入我科。病程中，患者偶有发热，体温最高 38 ℃，无畏寒、寒战，无咳嗽、咳痰，无胸闷、心悸、胸痛，无腹痛、腹泻、呕吐，无腰背痛，无皮疹，无光过敏，无

口腔溃疡、外阴溃疡，无口干、眼干，无颜面及双下肢浮肿，无排泡沫尿、肉眼血尿等。起病以来，患者精神、食欲、睡眠可，大小便正常，体重无明显改变。

既往史与其他病史：出生 33 天时出现"凝血功能异常，维生素 K 缺乏"，诉经治疗后已痊愈。1 年前患有"水痘"，已痊愈，否认重大手术外伤史，否认食物、药物过敏史。曾有输血史，无输血不良反应。小学文化程度，目前为学生。否认家族中有类似病患者。

病史采集的重点和临床启示

患者主要表现为膝关节和髋关节痛，当询问病史时，以下是一些需要注意的问题：①疼痛的起因。询问疼痛是突然发生的还是逐渐发生的，是否有明显的原因或诱因，比如外伤、过度用力、长期姿势不正等。②疼痛的性质。询问疼痛是锐痛、钝痛、酸痛还是放射性疼痛，是否有肿胀、发热、发红等症状。③疼痛的时间和频率。询问疼痛是持续性疼痛还是间歇性疼痛，疼痛是否随时间减轻或加重。④疼痛的部位。询问疼痛的部位是否涉及关节内部、关节周围、肌肉或其他部位，指出具体是哪个关节痛。⑤是否有其他症状。询问是否有发热、乏力、晨僵、麻木、活动受限等，这些症状可能与关节疾病相关。⑥既往病史和诊治经过。询问之前的病史和诊治经过，是否曾经有过类似的疼痛，做过哪些检验、检查，结果怎样，是否接受过治疗，如药物治疗、物理治疗、针灸等，效果如何。⑦家族病史。询问家族是否有遗传性疾病或类似症状的病史，如类风湿性关节炎、骨关节炎、脊柱关节炎等。⑧日常生活和对一般活动的影响。询问日常生活和工作是否受到影响，比如行走、上下楼梯、下蹲等动作是否受限，是否需要使用辅助器具。

本例患者通过询问发现，首次起病始于运动后，疼痛部位位于双膝关节及双髋关节；检验 HLA-B27 阳性；MRI 提示股骨颈上段骨质信号改变，股骨干下段、胫骨近端骺板周围信号异常，周围软组织肿胀；疼痛非持续性，而是反复发作，休息后减轻。从以上病史特点来看，需要注意外伤可能性，同时需要鉴别脊柱关节炎；再者，患者为儿童，也需要鉴别遗传性疾病。

三、体格检查

患者 T 36.7 ℃，P 92 次/分，R 20 次/分，BP 96/61 mmHg。神清，自主体位，查体合作。发育正常，营养中等，体型瘦长，步行入科。全身皮肤黏膜无苍白、黄染，无皮疹、瘀点、瘀斑。心脏、肺部、腹部查体无特殊。脊柱生理弯曲存在，未见明显畸形，无压痛，无活动受限，双侧骶髂关节压痛（-），双侧骨盆挤压试验（-），双侧"4"字征（-），指地距 0 cm。双侧膝关节轻度肿胀，无皮肤潮红，皮温正常，无压痛，无活动受限。其余关节无肿胀、压痛。

体格检查的重点和临床启示

对于膝关节和髋关节疼痛的患者，进行体格检查时需要注意以下问题：①观察患者的姿势和步态。了解患者是否存在脊柱或肌肉方面的问题，以及疼痛是否影响了患者的行走方式。②检查关节的肿胀和炎症。了解患者的关节是否有肿胀、发红、发热或压痛等；注意是否存在疼痛点，了解患者的疼痛来源，是否存在特定部位的压痛或放射性疼痛。③检查关节的活动范围。了解患者的关节是否受到限制或僵硬，了解患者的关节是否稳定，是否存在松弛或半脱位等问题。④检查肌肉的力量和感觉。了解患者是否存在肌肉无力、萎缩或感觉异常等问题。⑤注意其他身体表现。了解患者是否存在其他潜在的健康问题，如有无银屑病样皮疹、掌跖脓疱、脊柱侧弯等问题。

进行体格检查时，医生需要全面、系统地检查患者的关节和身体状况，并根据病史和其他检查结果做出综合评估，以确定正确的诊断和治疗方案。本例患者在体格检查时仅有膝关节轻度肿胀，未见其他异常。因此患者所诉髋关节及膝关节痛可能处于疼痛间歇期，需要继续观察。另外，唯一发现的阳性体征所在部位是下一步辅助检查的重点部位。

四、辅助检查

2016 年 12 月，患者在某医院查 hsCRP 25.58 mg/L，补体 C4 0.46 g/L，HLA-B27 抗原 97.6%，RF 47.1 IU/mL，血管炎六项，抗核抗体谱十七项，dsDNA 抗体阴性，血培养、呼吸道病原体八项、肠道病毒四项、PCT、肥达试验、外斐试验无异常。2016 年 4 月左膝 MRI 示：①左侧股骨远端骺板周围，胫骨近端骺板周围异常信号，考虑感染并周围软组织肿胀。②左膝关节滑膜稍增厚。③左膝外侧半月板前角轻度变性。④左膝髌骨上囊及关节腔少量积液。2016 年 4 月髋部 MRI 示：①左侧股骨颈-上端骨质信号改变并周围软组织轻度肿胀，考虑感染性病变，请结合临床。②左侧髋关节滑膜增厚并关节腔少量积液。2016 年 12 月右侧膝关节及骶髂关节 MRI 示：①右侧股骨远端骺板周围、股骨干下段、胫骨近端骺伴周围、髌骨信号异常，并周围软组织稍肿胀，考虑炎症，未除免疫性疾病所致。②右侧膝关节滑膜稍增厚。③骶髂关节面周围骨质、双侧股骨颈-上段骨质信号改变并周围软组织轻度肿胀，考虑炎症，未除免疫性疾病所致，需结合临床。2016年12月双膝关节及骨盆X线片：未见明显异常。2016年12月查关节彩超：双侧膝关节滑膜增厚，血流分级（0级），双膝关节部分软骨及骨质声像改变，右侧腘窝淋巴结可见。心脏彩超无异常。腹部彩超：脾稍大（3.8 cm×11.6 cm）。眼底筛查无异常。

入院后行辅助检查。2017年1月10日血常规WBC 5.47×10⁹/L，Hb 119 g/L，PLT 267×10⁹/L。生化：AST 21/L，ALT 13 U/L，ALP 172 U/L，GGT 15 U/L，总胆固醇6.88 mmol/L↑，高密度脂蛋白胆固醇2.24 mmol/L，低密度脂蛋白胆固醇3.98 mmol/L↑，载脂蛋白B 1001.18 g/L，碱性磷酸酶172 U/L。体液免疫：补体C4 0.56 g/L，血清总补体77 μ/mL。C反应蛋白10.9 mg/L，红细胞沉降率48 mm/h。凝血四项：纤维蛋白原浓度5.24 g/L，活化部分凝血酶时间42.5 sec。抗核抗体弱阳性1:100均质型，HLA-B27阳性，心肌酶谱、肝炎系列Ⅰ、风湿二项、ANCA四项、类风湿四项、抗核抗体谱均无异常。常规心电图：①窦性心律。②T波改变。2017年1月13日眼底检查：大致正常眼底。2017年1月12日关节彩超：右侧膝关节微量积液，需结合临床；左侧膝关节未见明显积液及滑膜增厚，需结合临床；双侧髌韧带、股四头肌腱超声检查未见明显异常。2017年1月12日，外院检查双侧膝关节、骶髂关节、髋关节MRI平扫片我院会诊意见：双侧骶髂关节、髋关节、耻骨联合及双侧膝关节骨质及周围软组织改变，考虑脊柱关节炎可能性大，双侧髋关节病变较前进展，右侧明显。2017年1月18日关节彩超：右侧膝关节积液，滑膜增厚，骨质粗糙，建议结合临床；左侧膝关节积液，滑膜增厚，骨质粗糙，建议结合临床。2017年1月21日复查血常规：白细胞总数5.69×10⁹/L，红细胞总数4.69×10¹²/L，血红蛋白浓度121 g/L，血小板计数392×10⁹/L↑。生化：AST 19 U/L，ALT 8 U/L，肌酐28 μmol/L，碳酸氢根（HCO₃⁻）19.8 mmol/L。总胆固醇5.42 mmol/L，低密度脂蛋白胆固醇3.32 mmol/L。体液免疫：IgG 10.5 g/L，IgA 1.68 g/L，IgM 0.76 g/L，补体C3 1.38 g/L，补体C4 0.5 g/L↑，血清总补体75 U/mL↑。C反应蛋白14.6 mg/L，红细胞沉降率48 mm/h。肝功五项，血清尿酸无异常。

辅助检查的重点和临床启示

需行三大常规检测、红细胞沉降率及C反应蛋白、自身免疫性抗体、抗O、血电解质、关节彩超及必要时行关节磁共振等。从患者病史特点来看，主要问题是反复双髋关节及双膝关节痛。起病之初为舞蹈训练后出现，因此舞蹈训练为可能的诱因，需要加以关注，应对其膝关节及髋关节进行影像学检查了解有无结构损伤。该患者先后多次做 MRI 检查膝关节及髋关节，股骨远端髌板周围、胫骨近端髌板周围信号异常，以及双侧股骨颈－上段骨质信号改变并周围软组织轻度肿胀。确认存在膝关节及股骨颈上段骨质异常。何种类型异常还需进一步追查。

青少年儿童外周关节疼痛的常见原因包括运动损伤、自身免疫性/炎症性疾病、骨骼肿瘤、血液系统恶性肿瘤、先天性发育相关疾病、感染等。

（1）首先，分析是否全身性疾病所致：①脊柱关节炎与 SAPHO 综合征。患者经询问病史及查体与多项辅助检查，确认异常在于双膝及双侧股骨上段、骶髂关节等处，并有红细胞沉降率与 CRP 升高，HLA-B27 阳性。HLA-B27 既可见于脊柱关节炎也可见于 SAPHO 综合征。SAPHO 多有掌跖脓疱及溶骨性损害与胸锁关节骨肥厚等，该患者无上述表现，不支持 SAPHO 综合征。脊柱关节炎则暂无排除条件。②结缔组织病。患者抗核抗体 1∶100 弱阳性，ENA 阴性，除此之外，患者体液免疫正常，其他器官系统损害未见证据。因此，结缔组织病目前证据不足，还需动态观察。③造血系统恶性肿瘤。血液系统肿瘤也可表现为全身骨痛，但患者在较长病程内血常规未见明显异常，仅腘窝淋巴结肿大，故血液系统恶性肿瘤可能性也较小。④遗传性疾病。患者病变部位在关节骨骺处较为明显，考虑是否骨骺软骨发育不良。干骺端软骨发育不良是一种全身管状骨干骺端的软骨发育异常。2019 年国际骨骼发育不良学会疾病分类学委员会将以长骨干骺端改变为主的 10 种疾病归类为干骺端发育不良。但此患者无家族史，且干骺端表现及骨骼外系统表现不支持干骺端软骨发育不良。

（2）其次，分析是否由局部关节损害导致：①感染性疾病。患者为少年男性，隐匿性起病，病程长，呈反复发作的双侧髋关节及膝关节疼痛，且有明确的运动诱因，休息后疼痛减轻、活动后症状浮现，但血常规未见白细胞升高，炎症指标仅为轻度升高，无明显高热、畏寒等系统性感染症状，且影像学未见明显化脓性病灶，也未见死骨形成或其他明显关节破坏，故慢性化脓性关节炎或骨髓炎可排除。②肿瘤性疾病。患者为少年男性，一般为骨肉瘤、尤文肉瘤的好发年龄，但是影像学未见骨骼恶性肿瘤的证据，也可排除。③运动伤。患者为十来岁的少年儿童，此年龄段为体育活动量增加的年龄，发生各种运动损伤的风险也相对增加。本例患儿出现关节疼痛的诱因即为舞蹈排练，并且病程反复，呈现为休息后疼痛减轻，恢复活动后疼痛复现，因此运动相关损伤的可能性较大。

通过以上分析，考虑患者 HLA-B27 阳性，下肢关节肿痛，骶髂关节病变，有支持脊柱关节炎的部分表现。但患者关节症状具有间歇性，在稳定用药的情况下仍发生关节疼痛。且疼痛发生于运动后，故考虑是否存在外在因素加重病情。

青少年儿童中常见的会引起膝关节疼痛的运动损伤包括剥脱性骨软骨炎、Osgood-Schlatter 病、Sinding-Larsen-Johansson 病、肌腱损伤、应力性骨折以及髌骨疼痛综合征等。鉴别不同类型的运动损伤，除了通过了解患儿所参与的运动类型、损伤方式进行鉴别之外，最重要的鉴别手段即为影像学检查。本例患儿接受了多次髋关节及膝关节检查，肌腱超声未见明显异常，故排除肌腱损伤，但是影像学报告起初仅报告关节部位异常，而未提及何种疾病可能。考虑到其影像的复杂性，对患者影像学意义不明的检查进行会诊审阅是必要的。

值得一提的是，患者在髋关节疼痛伴晨僵的基础上存在 HLA-B27 阳性，骶髂关节 MRI 结果提示符合脊柱关节炎的骶髂关节病变，但缺乏炎性腰背痛表现，有红细胞沉降率和 CRP 升高，考虑脊柱关节炎，需要跟踪随访。

五、诊断

（1）应力性骨折。
（2）脊柱关节炎。

六、治疗方案及转归

患者起初口服扶他林 25 mg bid，关节疼痛逐渐减轻，双髋关节疼痛不明显，膝关节疼痛轻微。患者住院休息后关节疼痛症状消失，停用消炎镇痛药物仍无疼痛复发。患者关节疼痛减轻后，家属自行带领患者运动锻炼，患者活动后再次出现膝关节疼痛加重。2017 年 1 月 22 日左侧膝关节 MRI 平扫＋增强（图 1）：①左侧髌骨股骨下段、胫腓骨上段及胫骨前结节异常信号，考虑应力性骨折并骨髓水肿改变，周围软组织肿胀较前稍好转。②考虑左膝关节轻度滑膜炎性改变。③左膝关节腔及髌上囊少量积液。经影像会诊，外院 X 线片、MRI 以及本院 MRI 片，患者双髋关节及双膝关节均可见骨折线。

因患者关节疼痛发作前均有运动为诱因，结合我院及外院膝关节 X 光片、MRI 检查，考虑患者为应力性骨折，骨折累及双侧髋关节及膝关节。患者 HLA-B27 阳性，炎症指标升高，骶髂关节炎及膝关节周围软组织病变，考虑需随访观察脊柱关节炎可能性。予以扶他林 25 mg bid 抗炎止痛等治疗。2017 年 1 月 24 日予双侧膝关节石膏固定处理。患者关节痛症状减轻。

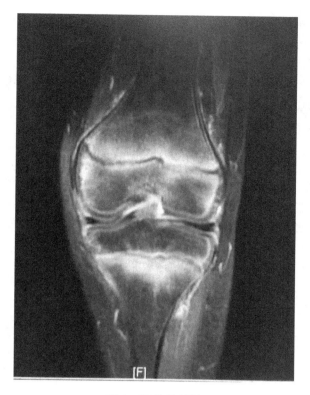

图1 膝关节MRI

诊治小结和思考

　　该患者以双膝及双髋关节疼痛为主诉就诊，无眼红、皮疹，无腹痛、腹泻，无腰背痛等。因其HLA-B27阳性，且关节MRI检查提示膝关节及髋关节滑膜炎，需考虑脊柱关节炎可能性。但患者活动后关节疼痛加重，休息后减轻，不能以脊柱关节炎解释全部症状。最终审阅影像学检查结果，诊断为应力性骨折。

　　该患者存在应力性骨折的危险因素，如舞蹈训练等体力活动的量和强度增加、负重骨的重复活动等。应力性骨折可分为两大类，分别为疲劳性骨折（fatigue fracture）和功能不全性骨折（insufficiency fracture），分别代表两种发病机制相反的骨折。其中疲劳性骨折是由高强度应力反复且长期施加于正常骨骼所致，而功能不全性骨折是由正常的应力施加于异常的骨骼所致；前者可见于各个年龄段，青少年多见，而后者主要出现于老年人群中。流行病学研究显示，疲劳性骨折超过95%发生于下肢，与下肢受力显著有关，常见的发病部位包括胫骨（33%）、跗骨（20%）、跖骨（20%）、股骨（11%）、腓骨（7%）以及骨盆（7%），而上肢的发病率较低。

应力性骨折诊断主要依赖于影像学。本例患者过去多次影像学检查的检查报告均未提及应力性骨折。最终通过对患者发病诱因、自身危险因素及症状反复出现均在活动后出现等分析，考虑关节部位存在机械性损伤。再回头审阅影像学检查结果，才发现影像上应力性骨折是存在的。文献报道，观片不细致、认识不清（地方医院少见应力性骨折）或者检查手段的原因可导致应力性骨折漏诊。这说明检查方法可能影响检查结果，同时临床医师和影像学医师都可能存在对应力性骨折的影像学异常认识不足的问题，当临床疑诊时，应选用合适的检查手段和邀请有经验的影像学医师会诊。

病例 10　关节疼痛 2 年，鼻出血 10 余天

男性，22 岁。

一、主诉

关节疼痛 2 年，鼻出血 10 余天。

二、现病史及相关病史

患者 2 年前劳累后反复出现右肩关节和双膝关节疼痛，无红肿。患者 10 余天前无明显外伤的情况下出现鼻出血，无光过敏、脱发、皮疹，无反复口腔溃疡。前往当地医院就诊，发现血小板低，为 $38 \times 10^9/L$，遂住院诊治，查血小板计数最低低至 $28 \times 10^9/L$；ANA、抗 dsDNA 抗体、AnuA、AHA、抗 SmD1 抗体均（＋），补体 C3 0.651 g/L，补体 C4 0.0798 g/L，凝血功能异常，APTT 64.7s，PT 15.7s，考虑为系统性红斑狼疮，予以输血浆及对症治疗，未再出现鼻出血，患者血小板稍升高。为求进一步诊治来我院就诊，门诊拟"系统性红斑狼疮"收入我科。数天前有低热，体温 37.4 ℃左右，可自行降至正常，现无发热。近 1 周出现口腔溃疡。病程中，患者无牙龈出血，无畏寒，无头晕、头痛，无咳嗽、咳痰、咽痛，偶有心悸，无胸闷、胸痛，无双手遇冷变色，无皮下出血点，无腹痛、腹泻、便血、黑便，无双下肢水肿。起病以来，患者精神、胃纳、睡眠可，大小便正常。体重无明显改变。

既往史与其他病史：曾右侧小脚趾夹入单车车轮导致右侧小脚趾缺如。否认高血压、糖尿病、冠心病等慢性疾病史，否认肝炎、肺结核等慢性传染性疾病史，否认重大外伤史，否认食物药物过敏史，有输血史，预防接种史不详。否认毒物、放射性物质接触史，否认冶游史。有 5 年余吸烟史，平均 1 包/天；偶有饮酒，量少。父母亲均健在，否认家族中有类似病患者，否认遗传病史。

病史采集的重点和临床启示

当询问关节疼痛和鼻出血病史时，首先是关节疼痛病史询问：①疼痛的性质。疼痛是锐痛、钝痛、酸痛还是放射性疼痛，是否有肿胀、发热、发红等症

状。②疼痛的时间和频率。询问关节疼痛，是持续性疼痛还是间歇性疼痛，疼痛是否随时间减轻或加重。③疼痛的部位。询问具体是哪个关节痛，是否涉及关节周围、肌肉或其他部位。④是否有其他症状。询问是否有发热、乏力、晨僵、麻木等，这些症状可能与关节疾病相关。⑤诊治经过。询问之前的病史和治疗，此前有过哪些检验、检查，是否曾经有过类似的疼痛，是否接受过治疗，如药物治疗、物理治疗等，效果如何。⑥家族病史。询问是否有遗传性疾病或类似症状的病史。

其次是鼻出血病史询问，注意以下几点：①出血量。询问患者鼻出血的量是否严重，是否需要紧急处理。②出血频率。询问患者是经常鼻出血，还是偶尔鼻出血。③出血方式。询问患者鼻出血是鼻涕中带血，还是流血不止。④伴随症状。询问患者是否有其他症状，如头痛、鼻塞、咳嗽等，以及是否有全身症状，如发热、乏力、食欲不振等。⑤既往病史。询问患者是否有鼻部疾病史、高血压病史、血液病史等。⑥家族病史。询问患者家族中是否有鼻出血、血液疾病等相关病史。⑦诱发因素。询问患者鼻出血前是否有抠鼻、擤鼻、打喷嚏等动作，是否有鼻部外伤、鼻部手术等经历。

本例患者通过询问，得知主要是肩关节和膝关节疼痛、鼻出血，并有凝血功能异常和血小板减少，有口腔溃疡，抗核抗体谱中多种自身抗体阳性。从以上信息中，可以明确诊断为系统性红斑狼疮。尚不明朗的是患者血小板减低和凝血功能下降的原因是什么。

三、体格检查

患者 T 37.4 ℃，P 78 次/分，R 16 次/分，BP 125/69 mmHg。意识清楚，对答切题，安静面容。无皮疹及瘀斑，口腔黏膜可见 1 个溃疡，无牙龈出血。全身浅表淋巴结未及。双侧瞳孔等大等圆，直径 3 mm，直接和间接对光反射存在。结膜无苍白，无充血、水肿。心律齐，各瓣膜区未闻及病理性杂音。呼吸时胸廓运动两侧对称，节律正常，触觉语颤正常，无胸膜摩擦感，双肺叩诊清音，双肺呼吸音清，未闻及干湿性啰音。腹平软，无压痛及反跳痛，肝脾肋下未及，肠鸣音 4 次/分。右侧小脚趾缺如，其余四肢、关节无肿胀与压痛，活动无受限。生理反射存在，病理反射未引出。双下肢无水肿。

体格检查的重点和临床启示

对于关节痛和鼻出血的患者，体格检查需要注意以下方面：①关节检查。判断是否存在关节肿胀、压痛及功能障碍等，以便确定关节疼痛的原因。此外，应注意关节的稳定性，是否存在半脱位、韧带松弛或断裂等情况。②鼻部检查。观察患者的鼻腔黏膜是否肿胀、充血，鼻道内是否有出血或血痂等。同时，还要了解患者是否有鼻塞、流涕、嗅觉减退等，鼻窦等处有无压痛等。③全身其他检查。判断精神意识有无异常，有无皮疹及皮肤瘀斑，有无口腔溃疡，有无牙龈出血，心脏检查心界及听诊有无异常异常，肺部听诊有无异常，以及检查肝脾有无肿大，腹部有无压痛等。本例患者体格检查发现存在口腔溃疡，右侧小足趾缺如，未见其他异常体征。故此判断患者主要受累为血液系统。

四、辅助检查

2015 年 7 月当地医院：PLT 28×10^9/L，ANA、抗 dsDNA 抗体、AnuA、AHA、抗 SmD1 抗体均（＋），补体 C3 0.651 g/L，补体 C4 0.0798 g/L，凝血功能 APTT 64.7 s，PT 15.7 s。心脏彩超：二尖瓣轻度狭窄并轻度关闭不全，估测左室射血功能 EF 约 73%，左室舒张功能减低。

2015 年 7 月 23 日我院查血常规：白细胞总数 5.13×10^9/L，红细胞总数 4.41×10^{12}/L，血小板计数 39.0×10^9/L，血红蛋白浓度 130.0 g/L。生化检测：谷草转氨酶 26 U/L，谷丙转氨酶 24 U/L，ALB 40.9 g/L，钾 3.36 mmol/L。凝血功能：凝血酶原时间 15.70 s，凝血酶原活动度 67.0%，活化部分凝血酶时间 135.0 s，纤维蛋白原在正常范围。ABO、Rh 血型鉴定：血型 A 型，RhD 血型阳性。

2015 年 7 月 24 日抗核抗体阳性 1∶100 均质型。体液免疫七项：免疫球蛋白 G 24.28 g/L，免疫球蛋白 A 2.33 g/L，免疫球蛋白 M 1.2 g/L，补体 C3 0.59 g/L，补体 C4 0.07 g/L。类风湿因子三项测定：RF-IgG 16.0 U/ML，RF-IgA 23.0 U/ML，RF-IgM 7.0 U/ML。红细胞沉降率 17.0 mm/h。血清降钙素原检测 0.065 ng/mL。真菌 D – 葡聚糖检测：1 – 3 – β – D 葡聚糖 46.60 pg/mL。血脂八项：低密度脂蛋白胆固醇 3.290 mmol/L，载脂蛋白 B100 1.140 g/L，脂蛋白 a 432.0 mg/L。甲功三项、肿瘤三项、ANCA、APS 三项、类风湿四项、术前筛查八项、风湿二项、心肌酶谱、尿常规、肝功五项未见异常。胸部正侧位片：心肺未见异常。常规心电图：窦性心律，左心室高电压。

2015 年 7 月 26 日血常规：白细胞总数 7.5×10^9/L，红细胞总数 4.830×10^{12}/L，血小板计数 58.0×10^9/L，血红蛋白浓度 140.0 g/L。ANA 1∶100（阳性）均质型，抗 dsDNA 抗体阴性（免疫印迹法）。抗核抗体十项：抗核抗体 201 AU/mL，抗 dsDNA 抗体 201 IU/mL ↑。血浆脂蛋白磷脂酶测定

497.0 ng/mL。复查凝血功能：活化部分凝血酶时间 116.5 s，凝血酶原时间 14.9 s。黄疸常规、血清钾、钠、氯未见异常。完善凝血因子Ⅷ、Ⅸ检查，明确有无血友病。

2015 年 7 月 27 日凝血因子Ⅷ 14，凝血因子 Ⅸ 20（参考值均为 60 ～ 150）。2015 年 7 月 28 日彩超心脏 + 其他心脏超声诊疗技术 + 心功能：风湿性心脏病声像，二尖瓣狭窄（中度）并反流（中重度），三尖瓣反流（轻度），左室收缩功能正常。彩超肝胆脾胰 + 双肾输尿管膀胱前列腺、精囊腺：胆囊息肉；脾增大，脾门静脉扩张；前列腺不大，前列腺区小囊肿。其余未见异常。2015 年 7 月 29 血常规：血小板计数 $66.0 \times 10^9/L$。再次复查凝血功能：活化部分凝血酶时间 149.8 s。

辅助检查的重点和临床启示

需行三大常规检测、肝功能、凝血功能 + D 二聚体、红细胞沉降率及 C 反应蛋白、自身免疫性抗体（如抗核抗体谱，抗磷脂综合征相关抗体等），以及心脏彩超、胸部 CT 等。该患者关节痛、发热、口腔溃疡及鼻出血，血小板计数 $28 \times 10^9/L$。抗 dsDNA 抗体、AnuA、AHA、抗 SmD1 抗体均（＋），补体 C3 0.651 g/L，补体 C4 0.0798 g/L，诊断系统性红斑狼疮条件足够。但是该患者 APTT 延长明显，而 PT 及 TT 时间正常，考虑与内源性凝血途径受影响有关。患者家族中无类似患者，考虑不支持遗传性疾病（如甲型或乙型血友病）。进一步检测凝血因子Ⅷ和Ⅸ，结果显示凝血因子缺乏，患者既往无出血性疾病，考虑出血为获得性凝血功能障碍。凝血因子Ⅸ为维生素 K 依赖性，凝血因子Ⅷ是维生素 K 非依赖性，但二者都主要在肝脏合成，凝血因子Ⅷ还在内皮细胞产生。该患者肝功能检测显示为正常，故排除肝功异常导致的凝血因子合成减少。剩下可能的继发性凝血因子减少的情况包括凝血因子消耗过多，或者血液中有抗凝血因子抗体。凝血因子消耗过多包括弥散性血管内凝血、严重的全身炎症反应等。患者多次查凝血功能，其纤维蛋白原皆在正常范围，且无多发出血和微血管栓塞表现，不支持 DIC。另外，患者一般状况尚可，无全身炎症反应表现，故以上两种导致凝血因子减少的原因可以排除。患者凝血因子Ⅷ和Ⅸ减少，可能的原因为血液中含有抗凝血因子抗体。但因条件所限，未能检测凝血因子抗体。

五、诊断

（1）狼疮性血液系统损害。

（2）获得性凝血功能障碍（凝血因子Ⅷ、Ⅸ缺乏）。

（3）风湿性心脏病。

（4）风湿性二尖瓣狭窄伴关闭不全。

（5）胆囊息肉。

（6）脾增大。

六、治疗方案及转归

心脏彩超示风湿性心脏病二尖瓣狭窄（中度）并反流（中重度），考虑患者凝血功能差，暂不适宜外科手术治疗。凝血功能异常方面，输注新鲜冰冻血浆补充凝血因子。系统性红斑狼疮治疗方面，予以甲泼尼龙琥珀酸钠（甲强龙）60 mg 静脉滴注 qd（2015 年 7 月 23 至 2015 年 8 月 3 日）、硫酸羟氯喹片（赛能）0.2 g 口服 bid（2015 年 7 月 30 日至 2015 年 8 月 3 日）改善病情，输注血浆改善凝血功能并辅以补钙、护胃等对症支持治疗。2015 年 8 月 3 日 APTT 79.6 s，F Ⅷ：C 135.6%（参考区间 70% ～ 150%），F Ⅸ：C 81.5%（参考区间：70% ～ 120%）。继续以甲泼尼龙片 40 mg qd 口服，并口服复方环磷酰胺治疗。治疗后随访 APTT 恢复正常。

诊治小结和思考

该患者为系统性红斑狼疮患者，在系统性红斑狼疮中，有部分患者凝血功能检测可能出现 APTT 延长的现象，为获得性凝血功能障碍。这种情况下，需要进一步筛查导致 APTT 延长的原因。对 APTT 明显延长者，可以考虑进行 APTT 纠正试验来了解该患者是凝血因子缺乏还是血液中存在抑制物。因相关检测未开展，本例患者未进行 APTT 纠正试验，而直接进行了凝血因子检测，证实凝血因子Ⅷ及Ⅸ减少。

本例患者在治疗后复测凝血因子Ⅷ及Ⅸ，其恢复正常水平，但 APTT 仍未恢复正常，提示血液中可能存在抑制物。对于凝血功能异常导致出血的患者，迅速止血非常重要。可以输注新鲜冰冻血浆的冷沉淀，也可以补充新鲜血浆，还可以静脉输注缺乏的凝血因子治疗。

获得性血友病 A 的诊断与治疗国际共识指出，一线治疗建议糖皮质激素 1 mg/kg 3 ～ 4 周，如无应答加用环磷酰胺或利妥昔单抗治疗。本例患者除了获得性凝血因子活性下降外，基础疾病为系统性红斑狼疮，采用糖皮质激素联合免疫抑制剂环磷酰胺治疗，最终系统性红斑狼疮缓解，APTT 也恢复正常。

总结：系统性红斑狼疮出现凝血功能异常较为少见，对于出现凝血功能指标中 APTT 延长，而 PT 及 TT 正常者，无既往出血史的患者，应考虑获得性凝血功能异常，需进一步检测是凝血因子减少还是存在凝血抑制物。治疗方面，首先治疗出血性疾病，同时使用以糖皮质激素为主的联合免疫抑制剂来治疗本病。

病例 11 全身多关节肿痛伴鼻塞、涕中带血 4 月余

男性，37 岁。

一、主诉

全身多关节肿痛伴鼻塞、涕中带血 4 月余。

二、现病史及相关病史

患者于 4 月前无明显诱因出现全身多发性关节肿痛，依次累及踝关节、掌指关节、近端指间关节、膝关节、肩关节、肘关节，活动后加剧，关节活动受限；局部皮肤无发红，伴有鼻塞、流涕带血丝、咳嗽、咽痛，全身乏力，无发热、畏寒，无腰背疼痛。患者于 1 月前出现右眼虹膜炎，口腔内多处溃疡，20 余天前无明显诱因反复出现臀部及双下肢大面积皮疹，伴有痒痛，起初为圆形红斑、疱疹，破溃后结痂。遂于 A 医院就诊，查类风湿因子定量 63 IU/mL；抗 PR3 抗体 – ANCA（＋）；红细胞沉降率 49 mm/h，C 反应蛋白 45 mg/L；ANA、抗 dsDNA 抗体、ENA 谱、抗磷脂抗体、抗 CCP、HLA-B27、抗 O 抗体均为阴性。膝关节 B 超示：双侧鹅足腱滑囊增厚、右侧股四头肌腱附着点多发钙化、双侧髌上囊积液。胸部 CT 示：右上肺尖段结节（13 mm×21 mm）并周围毛玻璃改变，炎症可能大，肿瘤待排。诊断为"白塞病？血管炎？"予以双氯芬酸钠、羟氯喹、妥布霉素地塞米松滴眼液，氯己定漱口水漱口及护胃等治疗。患者病情未见明显好转，现为行进一步诊治，拟"血管炎"收入我科。

患者起病以来无颜面红斑，无脱发、光过敏，无眼干、口干，无发热畏寒，无胸闷、气促，无恶心、呕吐，无腹痛、腹泻，无头晕、头痛，无尿频、尿急、尿痛，精神、食欲、睡眠稍差，大小便正常，体重无明显改变。

既往史与其他病史：平素少在外进餐，个人卫生好，否认起病 1 个月或更久前曾进食生的或未熟的淡水鱼或虾；否认与 HAV、HbV、HCV、HDV 或 HEV 感染者密切接触史。

病史采集的重点和临床启示

在询问病史时，主要是关于关节肿痛病史的询问：①疼痛的部位。询问具体是哪个关节痛，是否涉及关节周围、肌肉或其他部位。②疼痛的性质。哪些部位关节肿痛，疼痛性质是锐痛、钝痛、酸痛还是放射性疼痛，是否有肿胀、发热、发红等症状。③涕中带血方面，了解涕中带血是单侧还是双侧，是持续性还是间歇性，是否有痰中带血等症状。同时，需要了解患者是否有鼻炎、鼻窦炎、鼻息肉等疾病史。④是否有其他症状。询问是否有发热、皮疹、咳嗽等，这些症状可能与关节疾病相关。⑤疾病发展变化经过。遵循时间顺序询问患者疾病发展变化过程，了解各种症状之间的关联。⑥诊治经过。询问之前的患病情况和治疗，此前有过哪些检验、检查，是否曾经有过类似的疼痛，是否接受过治疗，如药物治疗、物理治疗等，效果如何。⑦家族史。询问家族中是否有遗传性疾病或类似症状的病史。询问患者家族中是否有鼻出血、血液疾病等相关病史。⑧诱发因素。尽可能询问发病是否有任何诱发因素。通过询问得知，患者主要表现是全身大小关节肿痛、眼红、皮肤疱疹、口腔溃疡，通过检查发现 c-ANCA 阳性，PR3-ANCA 阳性，CT 见肺部结节。从以上信息可以基本确定诊断为肉芽肿性多血管炎（granulomatous polyangiitis，GPA）。

三、体格检查

患者 T 37.5 ℃，P 92 次/分，R 18 次/分，BP 140/94 mmHg。意识清楚，对答切题，安静面容。臀部及双下肢大面积皮疹，圆形红斑、疱疹、结痂，伴有痒痛（图 1）。全身浅表淋巴结未及。双侧瞳孔等大等圆，直径 3 mm，直接和间接对光反射存在。眼结膜下出血，口腔多发溃疡，咽充血，双侧扁桃体 II 度肿大。心率 92 次/分，心律齐，未闻及额外心音。双肺未闻及干湿性啰音。踝关节、掌指关节、近端指间关节、膝关节、肩关节、肘关节肿痛，活动受限，伴有皮温增高，双下肢无水肿。

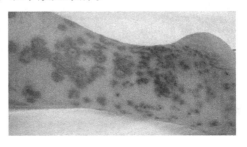

图 1　皮肤可见血泡样皮疹

体格检查的重点和临床启示

对于多关节肿痛、皮疹以及涕中带血的症状，查体时需要注意的事项如下：①关节和肌肉检查。应详细检查关节是否有肿胀、压痛、活动受限等情况，需要注意关节是否有畸形、不稳定等现象。有无肌肉压痛。②皮肤检查。需要检查皮肤水泡，了解水泡的大小、形态、分布等，以判断是感染性还是非感染性病变。③鼻腔检查。需要检查鼻腔是否存在充血、水肿、出血等症状，并了解涕中带血的颜色、量等情况，以确定是否存在鼻部疾病、鼻咽癌等疾病可能性。④其他检查。包括浅表淋巴结、耳、口腔、眼部、心脏、肺部、腹部及神经系统有无异常表现和有无异常体征。

本例患者通过体格检查确定皮肤、口腔黏膜、眼结膜及多个关节等部位阳性体征，内脏器官方面，未有阳性发现，需要进一步通过检验、检查来评估。

四、辅助检查

2017 年 2 月 23 日 A 医院查：类风湿因子定量 63 IU/mL；抗 PR3-ANCA 抗体（＋）；红细胞沉降率49 mm/h，C 反应蛋白30.45 mg/L；ANA、抗 dsDNA抗体、ENA 谱、抗磷脂抗体、抗 CCP、HLA-B27、抗 O 抗体均为阴性。膝关节 B 超示：双侧鹅足腱滑囊增厚、右侧股四头肌腱附着点多发钙化、双侧髌上囊积液。2017 年 3 月 2 日 A 医院胸部 CT 示：右上肺尖段结节（13 mm×21 mm）并周围毛玻璃改变，炎症可能大，肿瘤待排。

入院后完善相关检查。2017 年 3 月 9 日血常规 WBC 10.360×10⁹/L，Hb 116.000 g/L，PLT 366×10⁹/L；尿常规提示潜血微量。大便常规：粪血红蛋白试验阳性，粪转铁蛋白试验弱阳性。AST 17 U/L，ALT 19 U/L，GGT 124.000 U/L，ALB 34.200 g/L。血清铁蛋白 1123.040 ng/mL。活化部分凝血酶时间 40.900 s，纤维蛋白原浓度 5.260 g/L。类风湿因子 574 IU/mL。红细胞沉降率 63.00 mm/H，C 反应蛋白 113.400 mg/L。IgG 16.6 g/L，IgA 2.66 g/L，IgM 0.51 g/L，补体 C3 1.27 g/L，补体 C4 0.22 g/L，血清总补体 58.000 U/mL。抗中性粒细胞浆抗体（ANCA）（四项）：c-ANCA 阳性（＋），PR3-ANCA 67.000 U/mL。风疹病毒 IgG 9.664 IU/mL，巨细胞病毒 IgG 17.982 U/mL，单纯疱疹病毒 1 IgG 13.890 U/mL，单纯疱疹病毒 2 IgG 1.171 U/mL。VB12 192.325 pg/mL，VB9 5.212 nmol/L。肝炎系列、HIV、梅毒、抗心磷脂抗体阴性（－）。

2017 年 3 月 10 日鼻窦螺旋 CT 检查所见：①双侧筛窦、蝶窦轻度炎症。

②鼻中隔向右侧偏曲，双下鼻甲肥厚。2017年3月13日彩超肝胆脾胰 + 双肾输尿管膀胱前列腺、精囊腺诊断意见：脂肪肝声像，胆囊多发息肉，余未见异常。胸片、心电图、心脏彩超无异常。

2017年3月13日纤维结肠镜检查（图2），电子镜诊断：①回肠末端糜烂、结肠多发溃疡，考虑血管炎、肠结核、炎症性肠病（待病理）。②内痔。2017年3月14日纤维胃十二指肠镜检查电子镜诊断意见：①十二指肠球炎。②慢性浅表性胃炎。③食管异位胃黏膜。2017年3月16日病理活体组织学及细胞学检查诊断意见：（回肠末端黏膜）送检少量肠黏膜组织，腺体丰富，形态规整，间质中等量淋巴细胞、浆细胞及少量中性粒细胞散在分布，符合中度慢性炎伴有活动，未见隐窝微脓肿，未见肉芽肿性炎改变。2017年3月17日下肢皮肤病理活体组织学及细胞学检查诊断意见：（右小腿内侧皮肤）送检少许皮肤组织，鳞状上皮未见明显增生，角质层与颗粒层之间见疱性分离，内见纤维素样渗出物及散在少许中性粒细胞浸润，上皮下胶原纤维丰富，部分有挤压变性，血管周散在少许淋巴细胞及中性粒细胞浸润，需结合临床。结合以上检查，考虑患者肠道病变以及皮肤病变为血管炎所致。

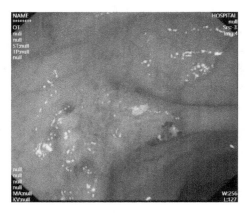

图2　结肠镜检查

辅助检查的重点和临床启示

辅助检查方面，需行三大常规、肝肾功能、抗核抗体谱、抗中性粒细胞胞浆抗体、红细胞沉降率和C反应蛋白，胸部CT及鼻窦CT等。患者大便隐血阳性，进一步需要追查原因需行胃镜及结肠镜检查。从初诊来看，患者主要表现为全身多关节肿痛，伴鼻塞、涕中带血，同时存在口腔内多处溃疡，眼红及下肢皮疹及血疱，鼻窦螺旋CT提示双侧筛窦、蝶窦轻度炎症；胸部CT提示右上肺尖段有约 13 mm×21 mm 的结节。疾病表现为全身多器官系统受累。

如以一元论分析，考虑系统性疾病所致。可能的系统性疾病中，自身免疫性疾病如系统性红斑狼疮可以出现关节炎，也可出现鼻溃疡及口腔溃疡与皮肤损害，但鼻窦炎不是系统性红斑狼疮常见表现，可以查抗核抗体谱有助于鉴别。此外，患者多关节肿痛，并有口腔溃疡及眼红，还需鉴别是否为白塞病，白塞病口腔溃疡须为阿弗他溃疡，与该患者口腔溃疡不相符，同时白塞病也不易解释患者鼻窦炎。在弥漫性结缔组织病中，嗜酸性肉芽肿性多血管炎和肉芽肿性多血管炎可有多关节炎、鼻窦炎、肺部结节等病变。该患者外院 PR3-ANCA 抗体阳性，而 ANA、抗 CCP、HLA-B27 阴性，不支持系统性红斑狼疮及类风湿关节炎。肉芽肿性多血管炎和嗜酸性肉芽肿性多血管炎都可出现鼻窦炎，二者区别在于后者嗜酸细胞增多，有哮喘表现，对于该患者可进一步了解是否有哮喘表现及嗜酸细胞增多。

如以多元论分析，则该患者需考虑以下问题：鼻窦炎、多关节炎、口腔溃疡、皮肤疱疹、眼炎、肺部结节。这些器官在相对短的时间内相继受累，以多元论解释不合理。

本例患者外院检验抗 PR3-ANCA 抗体阳性。鼻窦炎、肺部结节、关节炎、眼炎等各种表现均提示血管炎的存在。根据 1990 年 ACR 对于 GPA 的分类标准以及 2022 年 ACR 对于 GPA 分类标准的更新，考虑符合 GPA 的诊断。由于 GPA 患者时常伴有包括肺部结节、空洞、肿块在内的多种肺部病变，此类病灶需要与其他呼吸系统疾病相鉴别，包括炎性结节、肺结核、肺真菌病、肺癌等，通过临床表现、影像学表现及实验室检查等可进一步鉴别。

五、诊断

（1）肉芽肿性多血管炎。
（2）结肠溃疡。

六、治疗方案及转归

2017 年 3 月 10 日起予甲强龙 80 mg qd 静滴，11 日出现胃部不适，解稀烂黑便，予暂停甲强龙，并加强艾司奥美拉唑肠溶片护胃及瑞巴派特片。3 月 14 至 19 日继续予甲强龙 80 mg qd 及丙种球蛋白 10g 静滴，症状好转。3 月 20 日起甲强龙减量至 60 mg qd 并加用环磷酰胺 0.2 qod 静脉输注。4 月，激素逐渐减量，出现涕中带血，甲周红肿伴双眼发红，再次就诊。查血常规：WBC

$12.08 \times 10^9/L$，Hb 129 g/L，PLT $306 \times 10^9/L$，LYM $2.09 \times 10^9/L$。尿常规：潜血（+）。大便常规：未见异常。生化：AST 7.0 U/L，ALT 15 U/L，Cr 73 μmol/L，白蛋白 35.9 g/L，GGT 73 U/L，ALP 43 U/L。ESR：28 mm/h，血清降钙素原 0.112 ng/mL，C 反应蛋白 27.6 mg/L。眼科检查考虑：浅层巩膜炎，继发性青光眼。结肠镜检查提示：原多发糜烂与溃疡愈合。胸部 CT 见右肺上叶尖段条片状密度增高影，边界较清晰，邻近肺实质见斑片状模糊影，5 月加用英夫利西单抗200 mg 静脉输注治疗。

6 月，类克治疗 2 次后，6 月初全身多处关节无明显诱因又出现肿痛，伴有右眼内侧充血并有轻微疼痛，睾丸持续胀痛，阵发性加重，肘关节、掌指关节伸面新发红色疱疹，周围无红晕，偶有瘙痒，不伴疼痛，水疱破溃后结痂。偶有晨起头痛，偶有咳嗽，咳黄白色黏痰。查血常规：WBC $10.96 \times 10^9/L$，Hb 128 g/L，PLT $294 \times 10^9/L$，LYM $1.98 \times 10^9/L$。尿常规：潜血（+），红细胞计数 28.9 个/μL。大便常规：粪血红蛋白试验阳性。生化：AST 10 U/L，ALT 28 U/L，Cr 71 μmol/L，总蛋白 60.3 g/L，白蛋白 34.7 g/L，谷草转氨酶 10 U/L，谷氨酰转肽酶 136 U/L。ESR：62 mm/h。C 反应蛋白 69.8 mg/L。血清降钙素原 0.112 ng/mL。抗中性粒细胞浆抗体（ANCA）：p-ANCA 阴性（−），c-ANCA 阳性（+），MPO-ANCA 为0 U/mL，PR3-ANCA 为82 U/mL。彩超阴囊、双侧睾丸、附睾：右侧睾丸增大，回声减低不均匀，不排除炎性改变可能，请结合临床；右侧睾丸鞘膜少量积液；左侧睾丸超声检查未见明显异常；双侧附睾超声检查未见明显异常；左侧精索静脉曲张；右侧精索静脉未见扩张。胸部螺旋 CT：双肺多发病灶，考虑炎性病变，建议治疗后复查。予甲强龙 500 mg qd 冲击治疗 3 天（6 月 14 日至 6 月 16 日），随后甲强龙减量，予环磷酰胺 0.2 g qod 调节免疫，复方磺胺甲噁唑预防感染，加用环孢素 50 mg bid 口服，补钙、护胃、补钾、眼药水滴眼等治疗。患者关节痛及睾丸痛明显减轻，病情好转。

8 月 2 日复诊，诉鼻塞、流涕，1 天前使用手机过程中突发视物模糊、复视、视力下降，并有肿胀感，双侧眼球不能同步运动，左侧眼睑下垂。并诉左侧睾丸胀痛明显。此前近 1 周左手掌侧及掌指关节出现新发红色疱疹，部分破溃疱疹已结痂。查体：左侧上眼睑下垂，双眼球结膜充血，水肿，未见分泌物，角膜透明，右眼对光反射灵敏，左眼瞳孔散大，约 5 mm，对光反射消失，双眼球前突，左眼球向右运动稍受限。行眼眶 MRI 平扫 + 增强检查（图 3）：左侧眼上静脉增粗，增强后血管壁呈明显环形强化。神经科会诊，考虑静脉炎导致左眼动眼神经损害。双侧睾丸超声检查：阴囊、双侧睾丸、附睾超声检查未见异常；左侧精索静脉曲张，右侧精索静脉未见曲张。予甲强龙

500 mg qd冲击治疗3天。冲击治疗后，患者咳嗽、咳痰及流涕好转，但仍有复视。遂加用利妥昔单抗按照375 mg/m² 体表面积剂量，连续每周1次，共治疗4周。治疗4周后复查眼眶MRI平扫＋增强（图4），提示：原增粗左侧眼上静脉较前明显减轻，增强后较对侧明显强化。

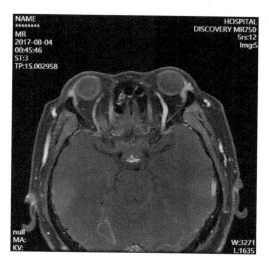

图3　眼眶 MRI 平扫检查

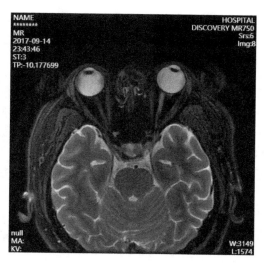

图4　眼眶 MRI 平扫检查（4 周后）

利妥昔单抗治疗后继续随访，患者眼红及鼻塞逐渐减轻，利妥昔单抗治疗后 3 个月，患者左眼完全恢复正常，无复视及眼睑下垂，无运动障碍。治疗后炎症指标变化情况如图 5。

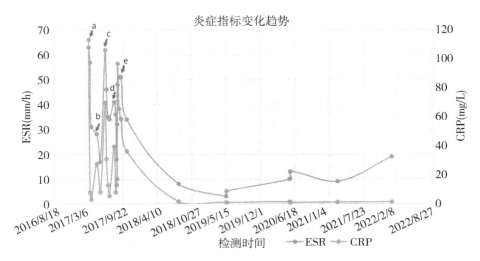

a. 第一次就诊，甲强龙 80 mg 治疗，联合环磷酰胺；b. 第二次就诊，涕中带血及眼红，大剂量糖皮质激素，英夫利西单抗治疗，治疗后炎症指标一度下降；c. 第三次就诊，关节痛、眼红、睾丸痛，甲强龙 500 mg 冲击治疗；d. 第四次就诊，出现眼睑下垂、复视及双眼运动不同步、睾丸痛、眼红，再次甲强龙 500 mg 冲击；e. 美罗华治疗。

图 5　治疗效果变化

诊治小结和思考

本例患者以关节肿痛、鼻塞、涕中带血，胸部 CT 提示肺部结节等为主要表现，进一步检查发现尿红细胞增多以及肠道溃疡，自身抗体检测提示 c-ANCA 阳性，PR3-ANCA 阳性，最终诊断为肉芽肿性多血管炎。本例患者的诊断并不复杂。难点在于该患者在治疗前期予糖皮质激素及免疫抑制剂治疗情况下，仍病情反复，并且进展至出现动眼神经麻痹。

目前针对 GPA 的治疗主要分为诱导缓解和维持环节，在诱导缓解阶段需要糖皮质激素联用另一种免疫抑制药物，此前最常用环磷酰胺、糖皮质激素联用环磷酰胺可以较为迅速地缓解器官损伤，从而降低患者死亡率；近年来利妥昔单抗的应用也逐渐增多，随着 RAVE 和 RITUXIVAS 两项试验结果的公布，证明了利妥昔单抗在诱导缓解阶段不劣于环磷酰胺，而在复发性的 GPA 患者中利妥昔单抗甚至优于环磷酰胺，安全性方面二者相仿。

近年来也有临床试验尝试使用 TNF-α 抑制剂用于 GPA 的治疗，一项较大规模的 WGET 试验结果提示依那西普对于 GPA 的维持缓解无效。另一项 RCT 结果提示对于复发性 GPA 患者而言，英夫利西单抗劣于利妥昔单抗。本例患者在激素联合 CTX 治疗效果不佳的情况下，使用了英夫利西单抗治疗，但治疗后眼炎仍反复，并出现手指甲周围疼痛；后使用环孢素 50 mg bid 治疗 1 个月，又出现了左侧眼睑下垂伴双侧眼球运动障碍。考虑目前 TNF-α 抑制剂对于 GPA 的效果仍不明确。

有文献认为在系统性治疗的基础之上，针对眼部使用局部的糖皮质激素可能对于眼红、眼痛等症状有一定效果。一项纳入了 100 名伴有眼部病变的 GPA 患者的队列研究显示，利妥昔单抗能够在 86% 的患者中达成缓解，无论是在局限于眼部的 GPA 患者中还是伴有全身器官受累的 GPA 患者中，利妥昔单抗都能有效诱导缓解。因此，针对 GPA 眼病患者，系统性的免疫抑制治疗仍为基石，而利妥昔单抗又为目前的最优选择。文献报道，动眼神经麻痹治疗后一般随访 3 个月恢复正常。

总结：GPA 是一类相对难治的 ANCA 相关血管炎，可出现鼻窦炎、肺部结节、皮肤损害、口腔溃疡、眼及耳部病变，还可出现肠道溃疡，甚至可出现动眼神经麻痹。糖皮质激素及环磷酰胺治疗可取得部分疗效，如足量糖皮质激素及环磷酰胺治疗病情仍未缓解，换用利妥昔单抗治疗可能有助于病情改善。

病例 12 反复晕厥 1 月余

男性，52 岁。

一、主诉

反复晕厥 1 月余。

二、现病史及相关病史

患者 1 月余前无明显诱因出现晕厥，持续 1 ～ 2 s 后自行恢复，无头痛，无恶心、呕吐，无天旋地转感，无畏寒发热，当时未予特别重视。两天前上述症状再发，来我院急诊，查心电图提示：完全右束支传导阻滞。头颅 CT 提示：半卵圆中心缺血灶。予以对症处理（具体不详），症状改善。1 天前再次发作上述症状，伴短暂性头晕、胸闷、心悸，呕吐 1 次，呕吐为胃内容物，无胸痛。再次心电图检查提示：极度心动过缓，完全房室传导阻滞，完全左束支传导阻滞。急诊以异丙肾上腺素 + 阿托品治疗后，心率升高至 102 次/分。为求进一步诊治收住院治疗。病程中患者无皮疹，无咳嗽、咳痰，无腹痛、腹泻。患者起病以来，精神、饮食、睡眠尚可，大小便正常，体重无明显改变。

既往史与其他病史：2013 年患者在 A 医院行腰椎手术治疗，2015 年在 A 医院行腰椎钢钉拆除术；2015 年因"右侧眼睑闭合不全、口角左歪"住院，查 ESR 50 mm/h，CRP 12 mg/L，头部 CT 提示颈内动脉 C1 段狭窄，诊断为"面神经瘫痪"，以糖皮质激素治疗后好转。既往无高血压、糖尿病，无肝炎、结核、伤寒、淋病等传染病及性病史。无外伤史，无输血及输血制品史。无药物过敏史，预防接种史情况不详。

病史采集的重点和临床启示

在询问反复晕厥患者的病史时，以下是一些需要注意的问题：①晕厥发生的年龄。询问患者首次出现晕厥的年龄，这有助于对晕厥的病因进行初步判断。②晕厥发作的诱因。询问患者在什么情况下容易发生晕厥，是否有特定的诱因，如长时间站立、咳嗽、情绪激动、饥饿或过度疲劳等。③晕厥发作的频率与持续时间。询问患者晕厥发作的频率和持续时间，这有助于了解晕厥的严重程度和可能的病因。④晕厥前后的症状。询问患者在晕厥前是否有先兆症状，如头晕、眼花、耳鸣、恶心、出冷汗等，以及晕厥发作后是否有后遗症。⑤伴随症状或疾病。询问患者是否有其他症状，如口腔溃疡、关节肌肉痛、胸闷、腹痛、间歇性跛行或肢体乏力表现等，是否有慢性疾病，如高血压、糖尿病、心脏病等，这些疾病也可能会引起晕厥。⑥家族史。询问患者的家族成员中是否有晕厥史，这对于遗传性疾病引起的晕厥诊断有重要意义。⑦生活习惯与饮食。询问患者的饮食、睡眠和运动等生活习惯，以及是否经常饮酒或吸烟，这些因素可能影响晕厥的发生。⑧诊治经过。询问患者做过的检验、检查，是否有服用过可能引起晕厥的药物，如降压药、抗抑郁药等。⑨心理状态。询问患者的情绪状态和压力情况，这些因素也可能导致晕厥。

　　在反复晕厥患者的病史询问过程中，务必要注意以上所提到的各个问题。通过病史询问，未发现晕厥诱因，无不良生活习惯，3 次晕厥中有 1 次伴有头晕、胸闷和心悸，心电图检查提示心动过缓，因此考虑患者晕厥主要为心源性晕厥。通过进一步追问病史，患者近 4 年来常有口腔溃疡，多位于舌尖部。2013 年腰椎手术治疗，2015 年腰椎钢钉拆除术后皮肤愈合时间延长，约 15 日才愈合。2015 年出现右侧眼睑闭合不全、口角左歪，糖皮质激素治疗好转。患者以上病史提示，需从多器官损害的角度排查。

三、体格检查

　　患者 T 36.6 ℃，P 85 次/分，R 17 次/分，BP 124/53 mmHg。营养良好，面部无皮疹，唇无发绀，口腔无溃疡，颈动脉听诊未闻及杂音，颈静脉无怒张。肺部听诊未闻及干湿性啰音。心前区无隆起，无心前区震颤。各瓣膜听诊区未闻及杂音。周围血管征阴性。双侧桡动脉搏动对称，双足背动脉搏动可。腰背部正中可见一长约 10 cm 手术瘢痕，无渗液、触痛。

体格检查的重点和临床启示

　　对反复晕厥患者体格检查应注意以下问题：①卧位和直立位的血压和脉搏。晕厥病人需要立即测量卧位和直立位的血压和脉搏，以了解心血管系统的状态。如果卧位血压正常，而直立位血压下降，可能是体位性低血压引起的晕厥。②观察面色和外貌。检查患者的面色和外貌，看是否有贫血、营养不良、肝病、肾病等慢性疾病的表现。③心脏和血管检查。检查是否有心脏杂音、心律失常等异常表现，有助于判断晕厥是否与心脏疾病有关。检查颈动脉、双上肢及双下肢动脉血管搏动情况及四肢血压等。④神经系统检查。神经系统检查包括观察眼球运动、瞳孔变化、腱反射等，以排除神经系统病变引起的晕厥。⑤其他系统检查。前述检查主要是了解特定直接相关的器官，但需要注意其他系统是否有全身性疾病导致的局部表现，因此，也要对皮肤、口腔、肺部及腹部等以及四肢关节等处进行检查。排查全身性疾病引起心脏病变导致的心源性晕厥。本例患者卧位和立位血压相差不大，排除体位性低血压所致晕厥。无贫血貌及缺氧表现以及营养不良表现。本次就诊未见口腔溃疡以及其他皮肤异常，周围血管检查未见异常。心脏听诊未闻及异常杂音。从体格检查来看暂未发现明显阳性体征。提示需进一步辅助检查。

四、辅助检查

7月13日血常规：WBC 9.24×10^9/L，EO# 0.07×10^9/L，Hb 118 g/L，PLT 307×10^9/L。7月16日尿常规：潜血（3+），红细胞总数418个/μL。大便常规无异常。7月13日生化：AST 14 U/L，ALT 9 U/L，K 4.31 mmol/L，Cr 85 μmol/L，CK-MB 7 U/L，心梗三项：肌红蛋白97 ng/mL，肌钙蛋白T < 0.01 ng/mL，CK-MB <2 ng/mL。2015年1月6日心电图为正常心电图。2019年7月13日急诊心电图：完全右束支传导阻滞。2019年7月13日头部CT平扫：①考虑左侧半卵圆中心缺血灶。②双侧颈内动脉硬化。③双侧上颌窦炎。胸片：双下肺纹理增多。2019年7月15日07：08心电图提示：心率39次/分，极度心动过缓，完全性房室传导阻滞，完全性左束支传导阻滞，轻度左心电轴偏转。

入院后，7月15日12：16心电图：窦性心律，一度房室传导阻滞，完全性右束支传导阻滞。安装临时起搏器。7月15日15：57心电图：窦性+起搏心律，一度房室传导阻滞，完全性右束支传导阻滞。7月16日继续完善检查，血常规：WBC 10.41×10^9/L，Hb 130 g/L，PLT 219×10^9/L。术前筛查：HbsAg（-），HIV（-），梅毒抗体（-）。凝血功能：PT 13.5 s，APTT 41.2 s，TT 17.5 s；甲功三项：FT3、FT4、TSH均正常。糖化血红蛋白：5.7%。血脂：TG 0.92 mmol/L，TC 2.95 mmol/L，LDL-C 2.02 mmol/L。肿瘤三项：CEA 3.3 μg/L，AFP 1.5 ng/ML，血清铁蛋白170.8 nf/mL；7月17日查 CRP 40.3 mg/L，ESR 38 mm/h；ANA（-），p-ANCA（-），c-ANCA（-），PR3-ANCA（-），MPO-ANCA（-）；RF <10.1 IU/mL，抗O 184 IU/ML。

7月16日心脏彩超：①考虑主动脉右冠窦瘤破入室间隔并室间隔内夹层瘤形成；室间隔基底段末端左室面高回声，考虑室间隔心肌组织，主动脉瓣脱垂并反流（中度）。②心脏起搏器植入术后，起搏器末端紧贴右室下壁，与室壁关系显示不满意。二尖瓣反流（轻度），三尖瓣反流（轻度），左室收缩功能正常。腹部彩超：肝、胆、胰、脾、双肾、输尿管及膀胱未见明显异常。

冠状动脉 CTA、胸部 CT 平扫 + 增强 + CTA + CTV（图 1）：双下肺少许炎症；右冠状动脉窦瘤，建议综合冠状动脉 CTA 及超声综合考虑；临时起搏器置入后；CTA 主动脉和肺动脉走行正常，管壁光滑，管腔未见扩张或狭窄，未见夹层；CTV 未见明确异常。

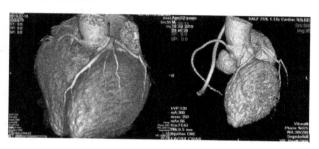

图 1　冠状动脉 CTA

胸部和全腹 CT 平扫 + 增强 + CTA + CTV（图 2）：肠系膜上动脉开口狭窄，近段轻度瘤样扩张。四肢动静脉彩超：双侧上肢及下肢动脉未见明显狭窄，血流未见明显异常；双侧上肢静脉血流通畅，未见明显血栓形成；双侧大隐静脉扩张，隐股静脉瓣功能不全。

7 月 16 日心电图提示心室起搏心律，窦性心律，一度房室传导阻滞，完全右束支传导阻滞。到 7 月 17 日心电图转为部分窦性心律 + 心室起搏心率，三度房室传导阻滞。7 月 18 日心电图提示三度房室传导阻滞，心室起搏心律。

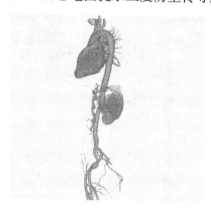

图 2　主动脉 CTA

辅助检查的重点和临床启示

对于反复晕厥以及存在反复口腔溃疡同时既往发生过口角歪斜的患者，进行辅助检查时需要注意以下问题：①常规检查。包括血常规、尿常规、大便常规等，肝肾功能，红细胞沉降率和 C 反应蛋白，抗核抗体谱及抗中性粒细胞胞浆抗体以了解患者的全身情况等。②心脏检查。对于反复晕厥的患者，需要排除心脏疾病，如心律失常、心肌缺血等，因此需要进行心电图检查，必要时还需进行心脏彩超和冠状动脉造影等检查。③头颅 CT 或 MRI 检查。对于反复晕厥的患者，需要排除颅内病变，如脑出血、脑梗死等，因此需要进行头颅 CT 或 MRI 检查。④血管检查。对于反复晕厥的患者，需要排除血管疾病，如主动脉狭窄、动脉炎等，因此需要进行血管 B 超或者血管 CTA 等检查。⑤脑电图检查。对于怀疑有癫痫等神经系统疾病的患者，需要进行脑电图检查，以了解大脑功能是否存在异常。

从对该患者的问诊及查体可判断，其不符合神经反射性晕厥及直立性低血压，考虑心源性晕厥。从心电图检测可知患者存在：①交替出现左束支和右束支传导阻滞。②三度房室传导阻滞。因此考虑患者心源性晕厥，进一步行心脏彩超检查发现有结构性心脏病。此时可以确认患者为心源性晕厥。

证实为心源性晕厥后，需进一步追查为原发性心脏疾病还是继发性心脏疾病。首先从临床表现来分辨，除了心脏病变外，有无其他全身各系统病变。通过病史采集可知患者除了心脏病变外，既往存在多器官系统损害的表现，但这些表现非同一时间出现，是否存在内在关联性需要分析。患者心脏彩超提示心脏瓣膜病变，非先天性病变，考虑继发性因素所致。患者面神经瘫痪时检查发现 ESR 及 CRP 升高，并有头部 CT 提示颈内动脉狭窄，需考虑是否与本次心脏病变存在关联。面神经瘫痪使用糖皮质激素治疗后好转，支持其面神经瘫痪与炎性疾病有关。患者手术后伤口延迟愈合，需要考虑的因素包括感染、异物存留、损伤严重、营养不良、糖尿病、组织对合不良、年龄因素、皮肤缺损、自体敏感、脂肪液化、皮下积液等。但是从患者病史经过来看，皆不支持以上病变，故考虑与自身炎症疾病有关。患者反复口腔溃疡，排除营养性因素，符合阿弗他溃疡。

白塞病初步诊断后，需进一步评估全身有无其他血管病变。因患者如果行心脏手术治疗，可能将予抗凝药物治疗。抗凝药物治疗需排除假性动脉瘤可能性。患者在进一步血管病变排查中，又发现有肠系膜上动脉开口狭窄，近段轻度瘤样扩张，这也支持白塞病诊断。

五、诊断

（1）白塞病。

（2）主动脉（瓣）关闭不全；主动脉窦动脉瘤（右冠窦）；二尖瓣反流；非风湿性三尖瓣关闭不全；房室传导阻滞；心功能Ⅲ级。

（3）肺炎（左下肺）。

（4）肠系膜上动脉狭窄（近段轻度瘤样扩张）。

六、治疗方案及转归

入院后 7 月 15 日 12：16 心电图：窦性心律，一度房室传导阻滞，完全性右束支传导阻滞。安装临时起搏器。心宝丸 3 粒，3 次/天口服治疗。7 月 15 日 15：57 心电图：窦性＋起搏心律，一度房室传导阻滞，完全性右束支传导阻滞。

7 月 18 日心电图示三度房室传导阻滞，心室起搏心律（图 3）。

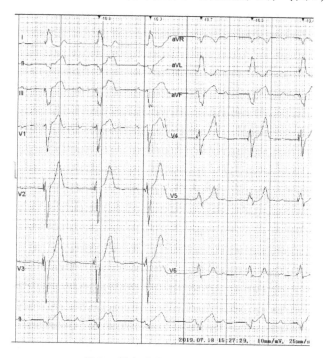

图 3　激素冲击治疗前心电图

7 月 18 日起甲强龙 500 mg 静脉冲击治疗。7 月 19 日 08：16 心电图显示为窦性心律，一度房室传导阻滞，完全性右束支传导阻滞（图 4）。

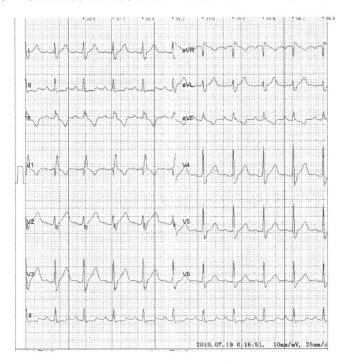

图 4　激素冲击治疗后心电图

继续予甲强龙 500 mg/d 静脉输注至 7 月 21 日，继之甲强龙减量至 80 mg/d 静滴 3 天，后改为 60 mg/d 甲强龙静脉输注。7 月 20 日 15：05 心电图提示窦性心律，完全性右束支传导阻滞。

外科治疗方面，糖皮质激素冲击治疗待患者病情稳定后行主动脉窦切除术 + 主动脉瓣置换 + 临时起搏器植入术。术中所见主动脉壁明显增厚，最厚处约 5 mm，管壁多发斑块形成。主动脉瓣三叶瓣式，瓣叶稍增厚，右冠窦窦瘤形成，开口位于右冠开口近端 4 mm 处，突入室间隔，大小约 8 mm × 5 mm，窦瘤壁薄，左室面可见部分瘤体突出。因瘤体挤压，致右冠瓣脱垂，瓣叶闭合欠佳，至中重度主动脉瓣关闭不全。手术切除缝闭主动脉窦瘤壁，缝闭窦瘤开口，切除主动脉瓣瓣叶，缝合固定机械瓣。右心室游离壁束状肌处可见 3 个直径约 3 mm 血栓，并见一处束状肌裂口，缝闭裂口。2019 年 7 月 25 日术后病理结果：（主动脉壁）送检血管壁组织，局部肌束变性，排列稍紊乱，伴散在炎细胞浸润。（主动脉瓣）送检瓣膜组织，厚薄不一，局部纤维组织增生伴黏液变性，散在炎细胞浸润。

维持治疗方面，起初服用糖皮质激素及雷公藤多苷片 20 mg tid，后改用糖皮质激素 + 环磷酰胺维持治疗。华法林抗凝。7 月 30 日复查心电图：窦性心律，不完全性右束支传导阻滞。

患者未规律用药，2019 年 11 月再次发生晕厥，检查发现心脏瓣膜周围漏（中重度），此后多次因肺炎、发热等原因住院，此后又检查发现心脏瓣膜赘生物，2020 年心力衰竭，后去世，原因不详。

诊治小结和思考

本例患者本次以晕厥为突出表现来诊，最终结合患者病史诊断为白塞病。白塞病是可累及多器官系统的血管炎病理基础的一类疾病。白塞病发病率不高，研究表明全球总的发病率 10.3/10 万。白塞病虽口腔溃疡发生率几乎100%，但由于其首发表现可能并非口腔溃疡，且随着病程延长，其他临床表现（如外阴溃疡、葡萄膜炎）才逐渐展现出来，同时由于白塞病各器官受累存在非特异性，缺乏实验室检测指标，早期诊断存在困难。

白塞病心脏受累可出现心包炎、心脏瓣膜病变、心脏传导系统病变、心脏血管病变等。本案例中患者发生 3 次晕厥，前两次心电图检查只是捕捉到右束支传导阻滞，之后又捕捉到左束支传导阻滞，交替出现束支传导阻滞提示心源性病变。患者本次发作晕厥前 4 年便发生了一些非特异症状，其可能与白塞病相关，提示此类疾病诊断存在困难。当某种症状出现时，需要全面了解患者各系统症状，判断这种症状是否为全身性疾病的局部表现；同时需要对初次诊断未能明确的，还需追踪，了解是否为全身性疾病的早期表现；在排除以上两种的情况下，考虑单一器官的疾病。

白塞病心脏病变手术治疗前未确诊白塞病者，发生瓣周漏机会增多。本例患者采用的是单纯主动脉瓣膜置换术，在病情稳定一段时间后发生瓣周漏。Bentall 手术后瓣周漏等并发症较直接瓣膜置换术要少，但是直接使用 Bentall 手术同样可能发生并发症。2018 年 EULAR 更新的建议指出，对于主动脉和外周动脉瘤，在修复前需要环磷酰胺和皮质类固醇进行药物治疗。

总而言之，白塞病是具有一系列非特异性症状的疾病，各项症状发生时间不一，诊断需要仔细了解患者全部的各项病史，当出现一处临床症状时，需了解有无其他系统异常症状史、有无内在关联，这样才能尽可能做到早期发现和诊断。

病例 13　右膝关节隐痛 3 月余，肿痛 20 天，发热 2 周

女性患者，40 岁。

一、主诉

右膝关节隐痛 3 月余，肿痛 20 天，发热 2 周。

二、现病史及相关病史

患者 3 月前无明显诱因出现右膝关节隐痛，予"小黑膏药"（具体不详）治疗后出现右膝关节处皮肤红肿、皮温升高，后予膝关节局部艾灸治疗，症状缓解，但出现大腿及膝关节周围部分皮肤破损。20 天前出现右膝关节肿痛，疼痛为持续性刺痛，疼痛与活动及体位无明显相关，无晨僵，无局部皮肤潮红、皮温升高，无颈部、腰背部疼痛，无其余关节肿痛，无头晕、头痛，无恶心、呕吐，无四肢乏力等。遂于 A 医院门诊就诊，查 ASO 647 U/mL，补体 C3 0.61 g/L，补体 C4 0.14 g/L，CRP、ESR、RF、ANA、抗 dsDNA 抗体、抗 CCP 正常。2 周前患者出现发热，体温最高 38.5 ℃，无伴畏寒寒战，无头晕、头痛，发热持续 4 天后自行降至正常，右膝关节肿痛仍不能缓解，遂 10 天前至 B 医院住院，查 ESR 79 mm/h，ANA 1∶100 阳性，抗 dsDNA 抗体、ENA 谱、ANCA、ASO、RF、抗 CCP 无异常，腰椎、右膝关节 MRI 平扫：右股骨下段骨髓水肿，膝关节外侧半月板前角、内侧半月板后角变形；右膝关节腔积液；腰椎 MRI 未见异常。考虑诊断为"反应性关节炎"。予青霉素抗感染、甲强龙 40 mg/d、止痛等治疗，关节痛缓解 1 天后再次加重，住院期间再次出现发热，体温最高 39.7 ℃，伴畏寒，无寒战。现患者服用双氯芬酸钠缓释片 75 mg 1 天 2 次，关节痛有所减轻，但行走时疼痛。为求进一步诊治收入我科。病程中，无咳嗽、咳痰，无胸闷、心悸、气促，无腹痛、呕吐、腹泻，无腰痛、尿频、尿急、尿痛，无口腔溃疡、光过敏、脱发，无口干、眼干，无双手遇冷变色等。起病以来，患者精神、食欲可，睡眠一般，大小便正常，体重无明显改变。

既往史与其他病史：3 年余前有链球菌感染病史，表现为全身多关节痛，予长效青霉素治疗半年。否认高血压、糖尿病、冠心病等慢性疾病史，否认肝炎、肺结核等慢性传染性疾病史，曾有剖宫产史，否认重大手术外伤史，否认食物、药物过敏史，否认输血史，否认按计划免疫接种史。父母亲均健在，否认家族中有类似病患者。

病史采集的重点和临床启示

当患者右膝关节肿痛伴有发热时，病史询问的注意事项如下：①询问患者是否有外伤史，如跌倒、扭伤、撞击等，以及膝关节是否有任何形式的手术治疗史。②询问患者是否有慢性膝关节疾病史，如类风湿关节炎、痛风性关节炎等。③询问患者是否有发热症状，以及发热是否反复出现，发热可能提示存在感染或炎症。④询问患者膝关节是否出现过反复疼痛或者活动障碍，以及疼痛的位置和性质。⑤询问患者膝关节是否有过度使用或者疲劳的情况，如长时间站立、行走、运动等。⑥询问患者是否有其他身体症状，如皮疹、口腔溃疡、外阴溃疡，有无腰背痛，有无鼻塞疲劳、体重减轻、食欲减退等，了解是否存在全身性疾病。

本例患者病史询问后，发现其特点为关节受累主要在右膝关节，首先为隐痛，后出现肿痛，出现抗 O 升高，2 周前发热。第一次关节周围皮肤红肿，不排除与局部药物使用有关，但此后又有局部艾灸出现皮肤破损，其关节肿不确定是本身关节炎还是局部过敏症或者艾灸造成或者局部感染所致，需进一步检验检查。

三、体格检查

患者 T 36.3 ℃，P 77 次/分，R 20 次/分，BP 95/63 mmHg。神清，轮椅推入病房，自主体位，查体合作。全身皮肤黏膜无苍白、黄染，无皮疹、瘀点、瘀斑。心脏、肺部、腹部查体无特殊。脊柱无畸形，无活动受限。右下肢可见散在皮肤瘢痕（图 1）。右侧膝关节肿胀，无局部皮肤潮红，皮温正常，有轻压痛，轻度活动受限；其余四肢、关节未见异常，活动无受限。双下肢无水肿。

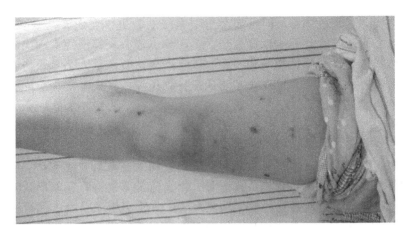

图1　下肢皮肤艾灸的瘢痕

体格检查的重点和临床启示

当患者右膝关节肿痛伴有发热时，体格检查注意事项如下：①观察膝关节处有无肿胀，关节局部皮肤颜色，关节活动功能有无障碍。②触摸关节部位，观察是否有特定的压痛点，也可以叩击，是否有叩击痛，如果疼痛感明显，必须进一步检查。③检查患者力线是否正常，右膝关节是否可以负重。④检查全身除了右膝关节外有无其他部位阳性体征，例如，有无皮疹，有无心脏及腹部异常体征，有无指甲增厚及手掌足底脓疱，有无其他关节肿胀或压痛，有无脊柱活动受限或脊柱压痛及骶髂关节压痛等，有无肌肉压痛等，以便确定该患者是单纯膝关节病变还是全身疾病在关节局部的表现。

本例患者经查体发现腿部皮肤多处破损已结痂。右膝关节局部肿胀，有压痛和轻度活动受限，其他部位未见异常，提示该患者为下肢单关节受累。需要鉴别的疾病有感染性关节炎、脊柱关节炎、未分化结缔组织病等。本例患者通过细致查体，发现右膝关节肿胀，但是右膝关节局部皮肤、肌肉无压痛，髌骨无压痛，但是股骨按压有疼痛，考虑可能病变部位在股骨。可以在接下来的检验检查中加以鉴别。

四、辅助检查

2013年7月A医院：ASO 647 U/mL，补体C3 0.61 g/L，补体C4 0.14 g/L，CRP、ESR、RF、ANA、抗dsDNA抗体、抗CCP无异常。2016年12月B医

院：ESR 79 mm/h，ANA 1：100 阳性，抗 dsDNA 抗体、ENA 谱、ANCA、ASO、RF、抗 CCP 无异常。2016 年 12 月 25 日腰椎、右膝关节 MRI 平扫：右股骨下段骨髓水肿，膝关节外侧半月板前角、内侧半月板后角变性（图 2）；右膝关节腔积液；腰椎 MRI 未见异常。乳腺、子宫附件、泌尿系、心脏彩超未见异常。肝脏彩超：肝内稍强回声（血管瘤？其他？）。

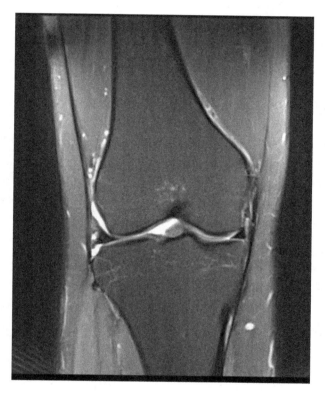

图 2　第一次膝关节 MRI

　　入院后有发热，最高体温 38.5 ℃。2017 年 1 月 5 日查血常规：白细胞总数 15.0 × 10^9/L，中性粒细胞绝对值 12.380 × 10^9/L，淋巴细胞绝对值 1.380 × 10^9/L，Hb 118 g/L，PLT 296 × 10^9/L。尿常规未见异常。大便常规三项（含潜血）：粪血红蛋白试验阳性。生化：谷草转氨酶 7.0 U/L，谷丙转氨酶 8.0 U/L，钾 3.910 mmol/L，钠 147.0 mmol/L，氯 108.9 mmol/L，血清尿酸 320 μmol/L，肌酐（酶法）48.0 μmol/L，总胆固醇 2.830 mmol/L，高密度脂蛋白胆固醇 0.720 mmol/L，低密度脂蛋白胆固醇 1.640 mmol/L，白蛋白

35.7 g/L，球蛋白 27.8 g/L，乳酸脱氢酶 116.0 U/L。C 反应蛋白 157.2 mg/L↑，红细胞沉降率109 mm/h↑。肥达氏反应：伤寒沙门氏菌 O 凝集素1∶80 阳性。抗 DNA 酶 B 114 IU/mL。结核杆菌抗体测定（各种免疫学方法）：结核杆菌抗体弱阳性。结核菌感染 T 细胞检测两项（T-SPOT-TB）：A 抗原0个，B 抗原0个。优生五项（化学发光法）：风疹病毒 IgG 13.619 IU/mL，巨细胞病毒 IgG 3.596 U/mL，单纯疱疹病毒 1/2-IgG 27.461 U/mL，单纯疱疹病毒 1/2-IgM 0.323S/CO。HLA-B27 阴性，抗 CCP 阴性，ANA 阴性，ANCA 阴性。心脏彩超未见异常。血培养未见异常。骨髓穿刺涂片及骨髓培养未见异常。彩超其他（套）：右侧膝关节少量积液。右膝关节穿刺关节滑液检测：抽出 0.5 mL 淡黄色浑浊液体，量少，细胞数量红细胞 1＋/hp；白细胞 3＋/hp，淋巴细胞百分比 0.1，中性分叶核粒细胞百分比 0.9，关节液未见结晶。关节液生化：总蛋白 36.1 g/L，葡萄糖 5.43 mmol/L，LDH 136 U/L。

骨盆正位片：①骨盆及双侧髋关节退行性变。②双侧骶髂关节所见，考虑致密性骶骨炎改变。膝关节右侧正侧位片：右膝关节轻度退行性变，周围软组织稍肿胀。放射科会诊外院膝关节 MRI 平扫＋增强，会诊意见：右侧股骨骨髓水肿，邻近软组织稍肿胀，结合膝关节改变，考虑急性骨髓炎。骶髂关节（骨盆）MRI 平扫＋增强：双侧骶髂关节骨质所见，拟脊柱关节炎早期改变可能，需结合临床及实验室检查结果综合考虑。

辅助检查的重点和临床启示

患者关节肿痛伴有发热，辅助检查需包括三大常规、血生化、红细胞沉降率、C 反应蛋白、自身免疫性疾病的相关抗体、HLA-B27 等，以及胸部 CT、心脏彩超、血培养。患者膝关节疼痛并加重，出现关节肿胀活动受限，且发生在单一关节，伴发热，存在炎症性关节病可能性大。又由于处于下肢关节，非对称性关节病变，需要考虑感染性关节炎、痛风性关节炎及脊柱关节炎，还有创伤性关节炎。

感染性关节炎，患者有艾灸后关节周围皮肤及大腿皮肤破损（图1）。需排除软组织及膝关节感染，患者关节滑液检测结果提示未见异常，不支持感染性关节炎表现。

脊柱关节炎方面，患者关节肿痛为下肢非对称受累，需考虑本病可能性，但进一步查 HLA-B27 阴性及骶髂关节 X 片见骶髂关节致密性髂骨炎表现。

痛风性关节炎方面，非对称性关节炎，需考虑本病可能，可行血尿酸检测以及关节液检测尿酸结晶。该患者检测血尿酸在正常范围且无滑液结晶。患者近期已行膝关节 MRI 检查，提示股骨下端骨髓水肿。但目前患者膝关节疼痛和功能障碍难以解释轻度骨髓水肿，且体格检查发现股骨压痛明显，有必要再次磁共振检查。检查发现双侧股骨骨髓腔有"地图样"改变，以右侧股骨较为严重，诊断考虑骨梗死。

五、诊断

骨髓坏死（双股骨梗死）。

六、治疗方案及转归

治疗方面，予拜复乐、克林霉素抗感染，乐松消炎镇痛，患者关节痛及发热改善。休息时患者膝关节无疼痛，但下地行走时右膝关节疼痛明显，不能支撑身体。查体：右膝关节皮温不高，关节周围肌肉无压痛，但膝关节上方及股骨下端骨压痛明显。遂决定复查右膝关节 MRI。2017 年 1 月 21 日右膝关节及双髋双节 MRI 平扫＋增强扫描：对比外院 2016 年 12 月 25 日 MRI，右侧胫骨下段见多发团片状、斑片状异常信号影，较前范围明显增大，T1WI 呈高、低混杂信号，T2WI 压脂呈高、低信号，病变累及髌板，增强扫描可见不均匀强化，其内可见不规则长 T1 长 T2 异常信号影，增强扫描未见强化；左侧胫骨下段骨皮质外缘可见骨膜反应；邻近周围软组织肿胀，见斑片状长 T1 长 T2 异常信号影，增强扫描可见强化；髌上囊见少许长 T1 长 T2 水样信号影；右膝关节内侧半月板前、后角见线状高信号影；外侧半月板未见明确异常。

放射科会诊意见：①右侧胫骨下段病灶，考虑骨梗死。②右膝内侧半月板变性。③右侧髌上囊少许积液。放射科及骨科会诊后示，双侧股骨骨髓腔有"地图样"改变，以右侧股骨较为严重，诊断考虑骨梗死。行床边彩超双下肢动脉及双下肢静脉检查未见异常。予活血化瘀保守治疗。

随访 5 年，患者出院后 2 个月膝关节疼痛消失，5 年间未再发生膝关节疼痛，无腰背痛。但是有时手指关节弯曲时疼痛，无关节肿胀。

诊治小结和思考

本例患者因关节疼痛、肿胀，后出现发热就诊，经检验各项自身抗体阴性，关节磁共振见少许骨髓水肿，查体发现股骨部位压痛，复查下肢磁共振发现双侧股骨梗死，最终确诊。

骨梗死（bone infarction）又称骨髓梗死、骨脂肪梗死，指发生于干骺端和骨干的骨性坏死，多发生于股骨下端、胫骨上端和肱骨上端，呈多发性和对称性改变。骨梗死常见病因有潜水减压病以及非潜水性骨梗死。本例患者起病之初有关节疼痛、肿胀以及发热表现。这种在疾病过程中的发热，易于误认为是存在某种感染所致或非感染性活动性关节炎。实际上，早期骨梗死也可伴有局部压痛、肿胀、红斑、发热和白细胞增多，其表现类似于感染性疾病（如感染性关节炎，化脓性骨髓炎），伴有 ESR 及 CRP 明显升高，因此，骨梗死本身引起发热需要临床医师知晓，并加以鉴别。

骨梗死的早期影像学检查可无明显发现，但随后短期内便可出现磁共振影像学改变。本例患者来本院就诊前 10 天已行膝关节等处磁共振检查，此时在关节肿痛发生后半月左右，发现右侧股骨骨髓水肿，并未报告骨梗死等病变。一般来说，如无充分理由，在较短时间内提出再次行同样的关节磁共振检查，患者常不易接受。对骨梗死疾病特征缺乏警觉时，也往往容易忽视复查磁共振的重要性。

骨梗死基本病理改变分为细胞性坏死阶段和骨修复阶段，最早是骨髓细胞成分死亡（6～12 h），以后是骨细胞、破骨细胞及骨母细胞坏死（12～48 h），最后是骨髓脂肪细胞坏死（2～5 天）。由此可见，骨梗死进程还是较快的。在患者关节症状始终未能减轻的情况下，查体发现主要是骨本身疼痛且不能以较轻微的病变解释者，短期内复查是必要的。

病例 14　双足趾末端变紫、疼痛 2 月余，加重 2 天

男性患者，75 岁。

一、主诉

双足趾末端变紫、疼痛 2 月余，加重 2 天。

二、现病史及相关病史

患者 2 月前无明显诱因突发不语，右侧肢体乏力，于 2020 年 11 月 10 日至 A 医院就诊，诊断为"脑梗死"，予静脉溶栓后急诊送介入室，在局部麻醉下行主动脉弓 + 腹主动脉造影 + 动脉溶栓术。住院期间发现双足皮温下降，5 日后出现左侧第 5 足趾、右侧第 1 足趾末梢变紫，不伴有疼痛、运动功能障碍，未处理。期间多次查血肌酐升高，11 月 11 日肌酐116 μmol/L，11 月 12 日肌酐125 μmol/L。11 月 19 日，即入院后第 9 日，患者在凌晨出现背痛、上腹痛，疼痛持续，查血常规 WBC 11.86 × 10^9/L，Hb 137 g/L，PLT 215 × 10^9/L，Cr 179 μmol/L，CK 822 U/L，CK-MB 44 U/L，LDH 320 U/L，肌红蛋白 >1000 ng/mL。行胸主动脉 + 腹主动脉造影：胸、腹主动脉粥样硬化并多发小溃疡；腹主动脉下段及右侧髂动脉瘤并附壁血栓；腹腔干狭窄（重度）；双肾多发小囊肿，双肾灌注降低。心电图示：窦性心动过缓，心电轴左偏，一度房室传导阻滞，完全性右束支阻滞。此后多次查 Cr 与 CK 继续升高，11 月 21 日为 Cr 217 μmol/L，CK 617 U/L。后脑梗病情好转，11 月 22 日出院，带药多奈哌齐 5 mg qn、硝苯地平 30 mg bid、氯吡格雷 75 mg qd、复方 α 酮酸 2.52 g tid 治疗。出院后，患者左侧第 5 足趾、右侧第 1 足趾陆续出现水疱，不久，破溃疼痛难忍伴水肿，疼痛局限于足趾，未向下肢放射。于 12 月 24 日至 A 医院就诊并住院，经中医治疗，以及氨氯地平 5 mg qd、缬沙坦 80 mg qd、贝前列素 40 μg tid、塞来昔布 0.2 g bid、氯吡格雷 75 mg qd、度洛西汀 30 mg qd 治疗后，疼痛缓解，水肿减轻，于 2021 年 1 月 12 日出院。出院后疼痛逐渐加重，左侧第 5 足趾、右侧第 1 足趾末梢变黑并累及整个足趾。最近两天疼痛加重，并向足背及下肢放射，疼痛时足部紫色加重，疼痛缓解时颜色有

所减轻。为求进一步诊治来我院。患者起病以来，精神、饮食一般，睡眠差，大小便正常，体重下降 5 kg。

既往史与其他病史：脑梗死病史两月余。抽烟 20 余年，每日约半包。饮酒 20 余年，每日饮酒适量，具体不详。否认高血压、糖尿病、冠心病等慢性疾病史，否认肝炎、肺结核等慢性传染性疾病史。否认家族中有类似病患者。

病史采集的重点和临床启示

脑梗死患者肢体末端变黑，可能是由于血液循环不良导致的。在询问病史时，需要注意以下几个问题：①是否有任何诱因，包括吸烟、药物、治疗因素等。②有何种基础疾病。例如，患者是否有高血压、高胆固醇、糖尿病等可能导致血液循环问题的疾病，是否有肢体末端发凉、肢体麻木、感觉减退、感觉过敏等异常感觉。③是否间歇性跛行的情况。判断是否可能下肢动脉血管各种原因导致的缺血性改变。④是否有其他疾病。例如，患者是否有系统性血管炎或者易栓症导致血管栓塞。⑤诊治经过。做过哪些检验检查，经过哪些治疗，结果如何，是否有使用某些血管活性药物导致循环障碍引起肢体末端缺血坏死等。

本例患者通过病史询问，发现患者脑梗死后介入治疗，继之出现肢体末梢疼痛、变紫、变黑，检验发现血嗜酸性粒细胞升高，肌酸激酶升高，血肌酐逐渐升高。患者存在基础疾病即动脉粥样硬化，胸、腹部 CT 提示胸、腹主动脉粥样硬化并多发小溃疡。为确定患者检验指标异常是否与介入治疗相关，需追查患者的血常规和生化在本次就诊前是否有异常。

三、体格检查

患者 T 36.5 ℃，P 80 次/分，R 20 次/分，BP 179/111 mmHg。双小腿皮温下降，可见皮下静脉网，双足部分足趾变紫、变黑（图 1）。除膝关节以下，全身皮肤黏膜颜色正常。左侧足背动脉搏动减弱，右侧足背动脉搏动可，双侧小腿肌压痛。

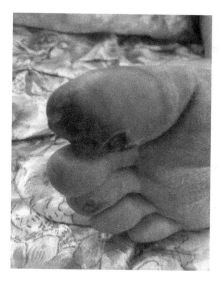

图 1 入院前足底皮肤缺血改变，足趾部分变黑

体格检查的重点和临床启示

体格检查时需要注意以下几点：①观察双下肢的颜色变化，包括脚趾、小腿、大腿等部位的颜色是否发黑、发紫或苍白。同时需要注意观察双下肢是否有水肿、溃疡、感染等情况。②检查双下肢的体温和感觉，正常情况下双下肢的皮肤温度应该是一致的，如果发现双下肢的皮肤温度不一致，或者某个部位出现感觉异常（如麻木、疼痛等），需要特别注意。③检查双下肢的动脉搏动情况。正常情况下双下肢的动脉搏动应该对称且有力，如果发现动脉搏动微弱或者消失，需要警惕血管病变的可能。④检查双下肢的肌肉力量和协调性。正常情况下双下肢的肌肉力量应该对称且协调，如果发现肌肉力量减弱或者肌肉协调性差，需要警惕神经系统病变的可能。⑤检查双下肢的关节活动情况。正常情况下双下肢的关节活动应该自如且对称，如果发现关节活动受限或者疼痛，需要警惕关节病变的可能。⑥其他方面。注意有无皮疹、口腔溃疡，心脏及肺部有无异常，四肢关节有无肿胀与压痛，下肢有无水肿，神经系统有无异常。

本例患者循以上规则查体：患者意识状态良好；发现下肢小腿皮温降低，可见静脉网；足底部可见散在皮下缺血灶，部分足趾变紫、变黑；双小腿肌压痛；动脉搏动方面，一侧下肢稍减弱；关节无异常。这些阳性发现，提示与下肢缺血性改变有关，但双足一侧足背动脉搏动无异常，也出现了肢端皮下缺血性改变，这与较大动脉闭塞引起的肢端坏疽有所不同。

四、辅助检查

A 医院血常规（2018 年 11 月）：WBC 5.53×10^9/L，Hb 156 g/L，EO#0.36 $\times 10^9$/L，PLT 227×10^9/L。AST 21 U/L，ALT 17 U/L，CK 67 U/L，LDH 159 U/L，CK-MB 14 U/L，TC 6.58 mmol/L，TG 0.85 mmol/L，LDL-C 4.95 mmol/L，Cr 97 μmol/L，CRP 0.6 mg/L。

A 医院血常规（2020 年 11 月 10 日）：WBC 8.25×10^9/L，Hb 156 g/L，EO# 0.7×10^9/L，EO% 8.5，PLT 212×10^9/L；血常规（2020 年 11 月 12 日）：WBC 11.1×10^9/L，Hb 141 g/L，EO # 0.47×10^9/L，EO% 4.2，PLT 151×10^9/L；血常规（2020 年 11 月 19 日）WBC 11.86×10^9/L，Hb 137 g/L，EO# 0.9×10^9/L，EO% 7.6，PLT 215×10^9/L。

A 医院（2020 年 11 月 10 日至 2020 年 11 月 20 日、2021 年 1 月 5 日）生化检测：11 月 10 日血肌酐 102 μmol/L，LDH、CK 及 CK-MB 均正常；11 月 11 日血肌酐 116 μmol/L；11 月 12 日血肌酐 125 μmol/L，11 月 19 日血肌酐 179 μmol/L，11 月 21 日血肌酐 217 μmol/L；2021 年 1 月 5 日血肌酐 345 μmol/L；11 月 19 日 CK 822 U/L，CK-MB 44 U/L；11 月 21 日 CK 617 U/L，LDH 320 U/L，肌红蛋白 >1000 ng/mL。口服糖耐量试验（EGTT）（2020 年 11 月 16 日）：OGTT 空腹葡萄糖 6.36 mmol/L，1 小时 11.4 mmol/L，2 小时 12.5 mmol/L。

A 医院行胸主动脉 + 腹主动脉造影（2020 年 11 月 19 日）：胸、腹主动脉粥样硬化并多发小溃疡；腹主动脉下段及右侧髂动脉瘤并附壁血栓；腹腔干狭窄（重度）；双肾灌注降低。

A 医院头部 MRI 示：①左侧额叶及尾状核头部急性脑梗死。②双侧大脑皮层下白质多发缺血灶。③脑部 MRI 显示左侧大脑前动脉纤细，右侧椎动脉末端狭窄。DSA：大脑动脉血栓形成性脑梗死，腹主动脉瘤。

本院入院后，血常规（2021 年 1 月 18 日）：白细胞总数 10.58×10^9/L，血红蛋白浓度 110.00 g/L，血小板计数 352×10^9/L，嗜酸性粒细胞百分率 0.1140，嗜酸性粒细胞绝对值 1.21×10^9/L；尿常规（2021 年 1 月 19 日）：病理管型 0.96/μL，上皮细胞 9.3/μL。尿微量白蛋白/尿肌酐比值测定（2021 年 1 月 19 日）：尿微量白蛋白/肌酐比值 324.69 mg/g。生化（2021 年 1 月 18 日）：谷草转氨酶 32 U/L，谷丙转氨酶 15 U/L，谷氨酰转肽酶 28 U/L，碱性磷酸酶 76 U/L，血白蛋白 40 g/L，尿素 14.54 mmol/L，肌酐（酶法）

405.0 μmol/L，肌酸激酶 404 U/L，乳酸脱氢酶 260 U/L。降钙素原检测（2021 年 1 月 18 日）0.210 ng/mL；B 型钠尿肽（2021 年 1 月 18 日）729 pg/mL。血清铁蛋白（2021 年 1 月 19 日）：1026.7 ng/mL。D - 二聚体（2021 年 1 月 18 日）2.46 μg/mL。血播八项正常。红细胞沉降率（2021 年 1 月 18 日）119 mm/h，C 反应蛋白 34.7 mg/L。OGTT 试验：OGTT（1 h）9.78 mmol/L，OGTT（2 h）9.03 mmol/L。T-SPOT：A 抗原 1 个，B 抗原 0 个。抗核抗体谱全阴性。ANCA 阴性。抗心磷脂三项：IgA ＜1.4 cu，IgG ＜2.6 cu，IgM 4.5 cu。抗磷脂综合征三项（2021 年 1 月 25 日）：（aPS/PT）IgM 12 U/mL，（aPS/PT）IgG 69 U/mL，抗 β_2GP1 14 U/mL。RF 三项：RF-IgG 3 IU/mL，RF-IgA 2 IU/mL，RF-IgM 4 IU/mL。IgG4 1.710 g/L。免疫固定电泳：未发现单克隆免疫球蛋白。24 小时尿白蛋白排泄率（尿微量白蛋白测定）（2021 年 1 月 20 日）：排泄率 120.2 μg/min。

2021 年 1 月 20 日所行检查如下。肝胆脾胰 + 双肾输尿管膀胱前列腺、精囊腺（套）彩超：肝脏实质回声稍增粗，肝无明显增大或缩小，肝内未见明显占位病变；胆囊、肝内外胆管、胰腺、脾脏、双侧输尿管、膀胱、双侧精囊超声检查未见明显异常；双肾集合系统回声增多，不排除小结石；前列腺增大，前列腺钙化斑。双下肢动脉彩超：双侧下肢动脉硬化性变（多发软、硬斑），管腔未见明显狭窄。双侧颈动脉彩超：双侧颈动脉硬化性变，双侧多发软斑、硬斑形成，狭窄率＜50%。甲状腺及颈部淋巴结彩超：甲状腺内多发结节，ACRTI - RADS2 级，考虑甲状腺良性结节可能性大。双侧颈部未见明显肿大淋巴结。双上肢静脉及双下肢静脉彩超：双上肢及双下肢深静脉血流通畅，未见明显血栓形成；右侧小腿后部肌间静脉及左侧胫后静脉局部不排除血栓形成。

心脏彩超（2021 年 1 月 27 日）：静息状态下，主动脉瓣钙化；左室收缩功能正常。左室舒张功能减退；心包积液（少量）。胸部 CT 平扫（2021 年 1 月 28 日）：①双肺散在慢性炎症，双肺多发肺大疱，双上胸膜增厚、钙化。②双肺多发实性小结节，炎性结节可能，建议定期复查（12 个月）。③纵隔多发小淋巴结，纵隔及双侧肺门淋巴结钙化。④主动脉、冠状动脉硬化，主动脉瓣钙化。⑤少量心包积液。

1 月 29 日行右侧第一足趾皮肤活检术；右足趾皮肤病理活检：（右足趾皮肤）送检组织有退变，被覆鳞状上皮稍增生伴角化亢进，上皮脚不规则下延，上皮下纤维组织增生伴胶原化，部分小血管壁呈玻璃样变，局部有较多中性粒细胞及浆细胞浸润，另见脱落的层状角化物，符合慢性活动性炎改变。

辅助检查的重点和临床启示

该患者突发不语症状以前未诉任何不适，追溯到发病前2年体检报告，提示血常规及肝肾功能皆正常，且红细胞沉降率及C反应蛋白也在正常范围。既往无肢体麻木或疼痛症状。但在介入治疗后不久开始出现血常规、肾功能、肌酸激酶和肌红蛋白异常，从疾病发生发展情况来看，考虑该患者肢体疼痛为急性病因导致的改变；此外，该患者检验指标正常与异常之间的分界线就是介入治疗，因此，介入治疗可能是促进病情变化的因素。同时，在极短时间内累及肌肉、肾脏及血液系统者，难以用慢性疾病如血管炎解释。

介入治疗过程中需用到造影剂。从使用造影剂来看，造影剂肾病在临床中较常见，但是一般为短时间作用，10天内恢复正常，并不会造成持续肾功能损害，而且造影剂难以解释肌酶升高。还需要考虑该患者CT提示颈动脉有硬斑，胸、腹主动脉粥样硬化并多发小溃疡；腹主动脉下段及右侧髂动脉瘤并附壁血栓；腹腔干狭窄，这就提示患者存在比较严重的动脉粥样硬化。在动脉粥样硬化情况下，介入治疗可能导致斑块脱落或者破裂，那么斑块脱落或者破裂就可能导致下一步的动脉栓塞或者其他类型栓塞如胆固醇栓塞。从患者疾病表现来看，受累区域较为广泛，且起初皆是皮下细小瘀点，后期逐渐加重，出现相应供应区域较大面积缺血。同时，患者下肢动脉彩超也提示只是多发硬斑，管腔无狭窄。因此考虑是否可能斑块下胆固醇栓塞所致。从连续检验结果中血嗜酸性粒细胞升高、血肌酸激酶升高、血肌酐升高等方面来看，符合胆固醇结晶栓塞综合征。但患者皮肤活检未能找到支持胆固醇结晶栓塞综合征的证据。文献报道皮肤活检阳性率仅30%左右，而其病理所示的见血管玻璃样变性也不支持血管炎改变。

五、诊断

（1）胆固醇结晶栓塞综合征。

（2）脑梗死后遗症。

（3）腹主动脉瘤，未提及破裂。

（4）全身性的动脉粥样硬化（双侧颈动脉、双侧下肢动脉、脑动脉）。

（5）急性肾衰竭。

（6）肺大疱。

（7）诊断性影像检查的异常所见，其他特指身体结构的（肺结节，甲状腺结节）。

（8）前列腺钙化灶。

（9）完全性右束支传导阻滞。

六、治疗方案及转归

入我院时患者部分足趾变黑，但红肿较之前有所减轻（图2）。

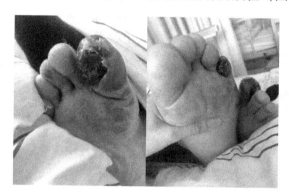

图2　入院时双足部分足趾坏疽

患者足趾疼痛明显，向整个足部及下肢放射，同时肾功能欠佳，血压升高，予贝前列素钠 20 μg tid 扩血管，缬沙坦氨氯地平（80 mg：5 mg/片）1片 qd 降压，辅以非甾体抗炎药止痛，并予抗血小板、抗焦虑、护胃、护肾等治疗，后因患者血压控制不佳且足趾疼痛难忍，改缬沙坦氨氯地平 2 片 qd，并加用盐酸特拉唑嗪 2 mg qn 降压，同时加用前列地尔 10 μg iv qd。2021 年 1月 23 日加用盐酸沙格雷酯 0.1 g po tid 抗血小板及抑制血管收缩；2021 年 1月 23 日患者于晚 21：00 诉双下肢疼痛，予曲马多 0.1 g 肌注。甲泼尼龙琥珀酸钠 0.5 g iv. drip qd（1 月 29 日至 1 月 31 日）冲击治疗，辅予骨化三醇 0.25 μg po qd + 碳酸钙 D3 片 0.6 g po qd（1 月 29 日至 2 月 9 日）预防骨质疏松、艾司奥美拉唑钠 40 mg iv qd（1 月 29 日至 2 月 1 日）护胃；之后改为大剂量糖皮质激素口服。患者于 1 月 29 日至 1 月 31 日经激素冲击治疗后，复查肌酐、肌红蛋白、红细胞沉降率、超敏 C 反应蛋白等指标，结果较前有所下降，双足皮肤颜色略有变浅。患者疼痛较入院有所缓解，双足趾皮温有所恢复，双足皮肤颜色略有变浅。

患者 2 月 19 日复诊，双足红肿减轻，部分足趾远端变黑处变得干燥（图3）。但复查胸部 CT 提示肺部炎症较前增多，同时为预防患者足趾部位继发感染，查血常规（2021 年 2 月 20 日）：白细胞总数 7.41×10^9/L，血红蛋白浓度 92.00 g/L，血小板计数 147×10^9/L，中性粒细胞百分率 0.9650，淋巴细胞绝对值 0.20×10^9/L。尿常规（2021 年 2 月 21 日）：尿糖（2＋）。肌酸激酶 58 U/L，肌酐（酶法）272.0 μmol/L。红细胞沉降率 33 mm/h。C 反应蛋白 0.5 mg/L。B 型钠尿肽（BNP）（2021 年 2 月 20 日）＞2500 pg/mL。予头孢哌酮钠舒巴坦钠（舒普深）3 g iv. drip q12h（2 月 23 日至 3 月 9 日）抗感染治疗，甲强龙 40 mg 抗炎，并逐渐减量。

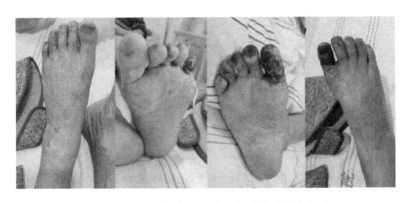

图 3　部分足趾坏疽，足底及部分足趾散在红斑

2 月 25 日患者右侧口角和肢体抽动，夜间更明显。诊断为：癫痫（单纯部分运动性发作？症状性？待查）。复查特殊脑电图示：轻度异常。复查头颅 MRA＋DWI：左侧额叶所见，考虑为脑梗死后遗改变可能性大，周围胶质增生，建议 MRI 增强密切随诊复查以除外其他；双侧额顶颞叶、半卵圆中心、放射冠、侧脑室旁及左侧小脑半球多发缺血、变性灶；老年脑改变；MRA：右侧胚胎型大脑前动脉；脑动脉硬化；双侧上颌窦、筛窦及蝶窦少许炎症。予左乙拉西坦片 0.25 g po bid（2 月 25 日至 3 月 9 日）治疗后好转。3 月 3 日甲泼尼龙片 24 mg 口服，每天一次。

胸部 CT（2021 年 3 月 3 日）：双肺散在慢性炎症，较前好转；双肺多发肺大疱；双上胸膜增厚、钙化；双肺多隔多发小淋巴结，纵隔及双侧肺门淋巴结钙化；主动脉、冠脉硬化，主动脉瓣钙化；少量心包积液，较前减少；双侧少量胸腔积液。复查血常规（2021 年 3 月 7 日）：白细胞总数 5.56×10^9/L，血红蛋白浓度 81.00 g/L，血小板计数 99×10^9/L，淋巴细胞绝对值 0.67×10^9/L，中性粒细胞绝对值 4.45×10^9/L，嗜酸性粒细胞绝对值 0×10^9/L。生化（2021 年 3 月 7 日）：谷草转氨酶 21 U/L，谷丙转氨酶 10 U/L，白蛋白

30.5 g/L，肌酐（酶法）234.0 μmol/L。B型钠尿肽前体（PRO-BNP）（2021年3月7日）6495 pg/mL。住院期间予抗感染、抗炎、抗骨质疏松、抗癫痫、抗血小板、调脂等治疗，患者下肢疼痛较前略好转，患者于3月9日好转出院。患者血白细胞及嗜酸性粒细胞变化趋势见图4，肌酸激酶变化趋势见图5，血肌红蛋白变化趋势见图6，血肌酐变化趋势见图7，红细胞沉降率变化趋势见图8，C反应蛋白变化趋势见图9。

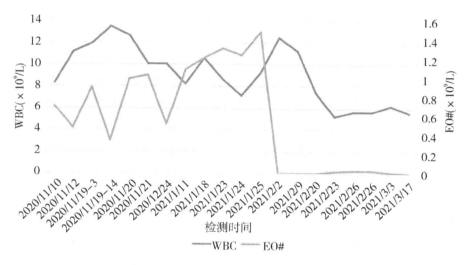

图4 血白细胞及嗜酸性粒细胞变化趋势

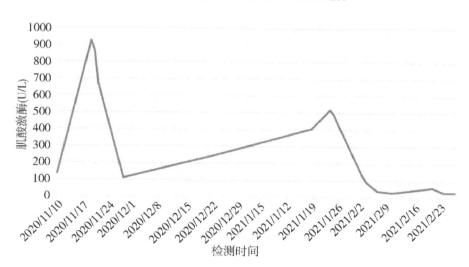

图5 血肌酸激酶变化趋势

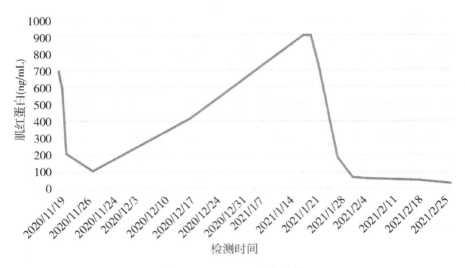

图 6　血肌红蛋白变化趋势

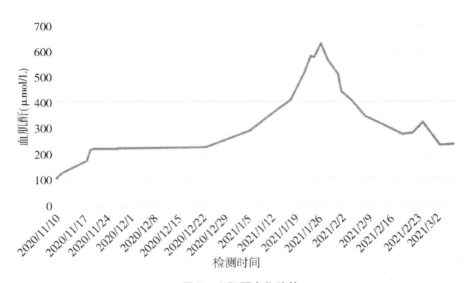

图 7　血肌酐变化趋势

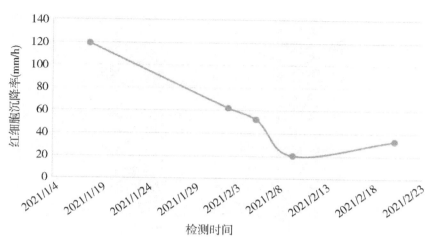

图 8　红细胞沉降率变化趋势

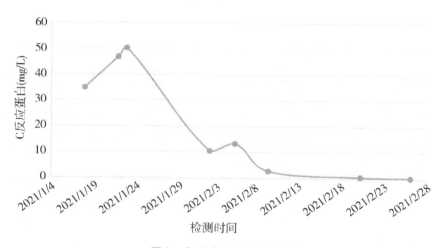

图 9　C 反应蛋白变化趋势

随访：2021 年 4 月中旬，诉下肢足趾坏疽处疼痛较前明显减轻，2021 年 4 月 27 日至 B 医院诊治，查血常规 WBC 10.15 × 10⁹/L，Hb 103 g/L，PLT 100 × 10⁹/L，EO # 0.04 × 10⁹/L。ESR 6 mm/h，CRP 1.16 mg/L，Cr 220 μmol/L。B 型钠尿肽前体（PRO-BNP）（2021 年 4 月 27 日）2868 pg/mL。治疗加用低分子肝素皮下注射，停用糖皮质激素，5 月 13 日复查血肌酐 301 μmol/L。2021 年 6 月患者足趾坏疽范围扩大，至 A 医院行手术切除坏疽足趾，仍诉下肢疼痛明显，出现新的坏疽（图 10），不能进食。2021 年 8 月中旬去世。

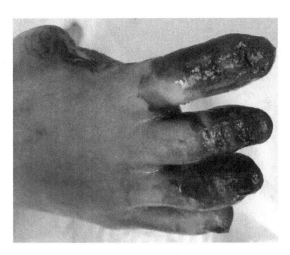

图 10　出现新的坏疽及截趾

诊治小结和思考

本例患者发生下肢坏疽性改变，并出现肌痛及肾功能异常，红细胞沉降率与 C 反应蛋白升高，极易与血管炎性疾病相混淆。本例患者前期治疗使用激素治疗后病情有所好转。但后期又因其他原因出现病情加重，最终截趾，病情加重去世。本例患者有动脉粥样硬化基础疾病，在介入治疗后发病，从起病及发展变化经过来看，不符合结节性多动脉炎，考虑为胆固醇结晶栓塞综合征。胆固醇结晶栓塞（cholesterol crystal embolism，CCE）综合征是由于大动脉粥样硬化斑块破裂，斑块内胆固醇结晶（<200 nm）脱落至小动脉造成栓塞，并引起栓塞部位炎性反应和终末靶器官损伤的综合征。这种临床综合征与动脉粥样硬化密切相关，在临床上并不少见，但相当一部分由于认识不足而未能识别。本病易于与血管炎相混淆，因此对本病需要加深认识。本例患者存在脑梗死，另外通过胸腹部 CT 检查可确认患者存在动脉粥样硬化基础疾病。胆固醇结晶栓塞一般发生于有全身动脉硬化的患者中。胆固醇结晶综合征治疗方面，目前主要是稳定斑块、抑制炎症反应等。以下措施在临床治疗中常被用到，需要根据患者病情选用合适治疗。

（1）他汀类药物的应用：CCE 的病因是不稳定斑块破裂，而他汀类药物可稳定斑块，因此应用他汀类药物治疗 CCE 似乎是合理的。建议对所有胆固醇结晶栓塞综合征的患者使用他汀类药物。

（2）肾上腺皮质激素：由于 CCE 的发病机制并不仅仅是胆固醇结晶导致

的机械栓塞，更重要的是对免疫系统的激活导致器官的进一步受损。糖皮质激素治疗对胆固醇结晶栓塞导致的肾脏损害及皮肤损害有效，早期使用可能获得有利的结果。

（3）抗血小板药物：由于病理观察到局部小血管有血栓形成，因此抗血小板药物（如阿司匹林）、前列腺素类似物（如依洛前列素）是否能改善患者的预后，也值得进一步研究。

（4）抗凝治疗：溶栓和抗凝治疗大大降低了心肌梗死的死亡率。但是在主动脉和中等动脉粥样硬化上，使用抗凝治疗可使粥样斑块破裂后胆固醇结晶释放，引起远处脏器发病。对于主动脉插管后白细胞计数升高、红细胞沉降率与 CRP 升高，或血肌酐升高，需要怀疑胆固醇结晶栓塞发生，此时应停用一切抗凝药与溶栓药。

对于老年男性，动脉介入治疗者或者抗凝治疗者，出现急性肢体末端斑点状病变并逐渐发生缺血坏疽、肾功能衰竭，并有嗜酸性粒细胞增多者，需要警惕胆固醇结晶栓塞综合征。早期诊断和早期治疗可改善预后。治疗方面，应避免使用抗凝治疗。

病例 15 反复关节肿痛 8 年，反复发热 10 月，右腿肿痛 2 月

女性患者，30 岁。

一、主诉

反复关节肿痛 8 年，反复发热 10 月，右腿肿痛 2 月。

二、现病史及相关病史

患者 8 年前因双手关节肿痛伴晨僵，外院查类风湿因子（RF）升高，诊断为"类风湿关节炎"，药物治疗 2 个月，关节肿痛缓解，遂停药，未复查。10 月前出现发热、咳嗽、全身酸痛、乏力，最高体温 39 ℃，在当地医院住院治疗，查抗环瓜氨酸肽抗体（抗 CCP 抗体）1011.42 RU/mL，RF 68.3 IU/mL，ANA 1:1000（＋）颗粒型，抗 SSA 60＋，抗 SSB 强阳性，抗 Jo‐1 临界阳性。血常规中白细胞总数 7.52×10⁹/L。CRP 34.2 mg/L，ESR 63 mm/h，痰培养为白色假丝酵母菌，CT 报告示肺炎。诊断为"类风湿关节炎、继发性干燥综合征、真菌感染、肺部感染"。予氟康唑、哌拉西林抗感染，并加泼尼松 15 mg，热退，症状好转。出院并继续使用泼尼松、羟氯喹、来氟米特、白芍总苷治疗，但仍有反复发热，均自服头孢类抗生素后好转。9 月前复查肌酸激酶（CK）1858 U/L，血常规中白细胞 13.94×10⁹/L。ESR 26 mm/h，双手指出现皲裂，再次于当地医院就诊，考虑肌炎，改为泼尼松 30 mg qd＋环孢素 75 mg bid。经治疗后 CK 逐渐下降至 105 U/L，患者自行减少泼尼松用量，泼尼松 20 mg qd＋环孢素 50 mg bid。5 月前自觉发热、全身乏力、酸痛，2 月前出现右大腿肿痛，累及范围为右侧臀部至膝关节，未见皮肤红肿，间断予地塞米松＋阿米卡星＋利巴韦林缓解症状，但右大腿肿痛逐渐加重，外侧明显，出现右下肢行走困难及间断发热（最高 40 ℃），自服对乙酰氨基酚退热，每日大汗淋漓。半月前自行调整药量泼尼松 30 mg qd＋环孢素 75 mg bid，发热及大腿肿痛未减轻。为求诊治收入我科。病程中，患者口干、有牙齿脱落，无眼干。近 1 月胃纳可，有便秘，小便正常，体重无明显变化。

既往史与其他病史：2018 年自然流产 1 次，2019 年人工流产 1 次，余无特殊。

病史采集的重点和临床启示

病史询问时需要注意以下问题：①关节症状。询问患者关节肿痛的部位、性质、持续时间，是否有晨僵、关节活动受限等症状，以及这些症状是否反复出现。②发热症状。询问患者发热的时间、体温、热型，是否伴有寒战、出汗等症状，以及发热是否与关节疼痛有关。③腿肿痛问题。询问患者右腿疼痛的部位、性质、持续时间，是否有肿胀，是否有皮肤破损或外伤等。④既往病史。询问患者是否有其他病史，如心脏病、肺部疾病等，是否有感染性疾病的病史，如结核等。⑤家族史。询问患者家族中是否有类似疾病的患者，以及家族中是否有遗传性疾病的病史。⑥旅行史。询问患者是否有旅行史，以及旅行期间是否有特殊接触史等。⑦其他因素。有无诱因，有无其他伴随症状如有无盗汗，了解检验、检查与治疗情况。

本例患者经过询问病史，发现关节肿痛时间较长，但反复发热有 10 个月，类风湿因子及抗 CCP 阳性，红细胞沉降率及 C 反应蛋白升高，符合类风湿关节炎表现。患者同时出现一侧大腿肿痛，且反复发热时间较长，单一类风湿关节炎不易解释；若考虑类风湿关节炎病情活动所致发热，却在患者使用较大剂量糖皮质激素情况下，发热及大腿肿痛未减轻，则需进一步了解是软组织感染还是静脉或淋巴回流障碍。

三、体格检查

患者 T 37 ℃，P 90 次/分，R 20 次/分，BP 125/98 mmHg。神清，对答切题。右侧腹股沟可扪及数枚稍肿大淋巴结，可推动，无压痛。上侧门牙有一义齿，左侧舌缘见一溃疡，无龋齿。双肺呼吸音清，未闻及干湿性啰音，心律齐，未及杂音。右大腿肿胀，右侧臀部、右外侧软组织、右膝关节压痛，色素沉着，右下肢活动受限。余肢体、关节未见异常，活动无受限。

体格检查的重点和临床启示

体格检查时需要注意以下问题：①生命体征。需要测量患者的体温、血压、心率等生命体征，了解患者的整体健康状况。②关节检查。需要仔细检查患者哪些关节受累，有肿胀、压痛等症状，包括膝关节及髋关节等部位的检查。③右腿检查。需要仔细检查患者右腿肿痛部位及远端，包括有无肿胀或水肿、皮肤颜色和温度变化、压痛等，与对侧大腿对比，测量大腿周长，并做标记。④其他检查。全身皮肤及浅表淋巴结检查，心脏听诊和肺部听诊，腹部有无按压痛及肾区有无叩痛等。四肢血管搏动和血压情况，了解有无血管炎可能性。本例患者体格检查结果：四肢关节无肿胀与压痛；浅表淋巴结方面，腹股沟淋巴结肿大；右大腿肿胀。

四、辅助检查

入院后查血常规：白细胞 $15.61 \times 10^9/L$，中性粒细胞占比 0.96，淋巴细胞绝对值 $0.25 \times 10^9/L$，血红蛋白 96 g/L，血小板计数 $203 \times 10^9/L$。PCT 0.043 ng/L，CRP 70.3 mg/L，ESR 63 mm/h，CK 360 U/L。多次血细菌、真菌培养阴性；尿培养有白色念珠菌；真菌 D 葡聚糖、GM、CMV-DNA、EB 抗体、T-SPOT-TB 阴性，甲功正常。ANA 1:320 颗粒 + 胞浆型，抗 SSA（ + ），抗 SSB（ + ），抗 CCP 30 IU/mL↑，（aPS/PT）IgG 50 U/mL↑，RF、ANCA 四项、抗心磷脂抗体、抗 Jo – 1、抗 PM-SCL 阴性。7 月 6 日胸部 CT：①考虑双肺间质性炎症。②双侧胸腔及心包少量积液。7 月 7 日 PET-CT：①右侧大腿及臀部肌肉组织肿胀，代谢活跃，考虑肌炎可能，建议活检；纵隔腹膜后、右侧髂血管旁及右侧腹股沟见多发肿大、稍大淋巴结，代谢活跃程度不同，考虑反应性改变可能性大。②双侧唾液腺萎缩，代谢未见异常，需结合临床，右侧筛窦炎。③双肺间质性肺炎，双肺多发小结节，代谢未见异常，双侧胸腔及心包腔少量积液。④食管胸下段及十二指肠球部有轻度代谢活跃灶，考虑生理性改变，需要与炎性病变鉴别，必要时内镜检查。⑤考虑肝 S8 段钙化灶，注意与肝内胆管结石鉴别；脾大，代谢未见异常。⑥盆腔少量积液；中轴骨骨髓代谢弥漫性增高，考虑反应性改变可能性大。

入院后，查双髋关节 MRI 平扫 + 增强：右侧大腿、臀部各肌群、肌间隙（臀大肌、股四头肌、耻骨肌、长/短收肌）见弥漫性斑片状 T2W1 高信号灶，增强扫描明显强化。右侧髂血管旁、右侧腹股沟见多发肿大淋巴结，增强扫描可见强化。考虑感染性病变。20 天后查右大腿 MRI 平扫 + 增强（图 1）：右大腿皮下软组织弥漫性肿胀、T2WI 信号增高，FS-T2WI 右侧大腿及臀部全组肌群见弥漫性高信号影，以累及大腿前组肌群为著，邻近部分筋膜鞘见少量积液影；增强扫描病变肌肉及筋膜不均匀强化，右侧腹股沟多发淋巴结肿大，考虑感染性病变。7 月 31 日右下肢软组织彩超：右侧大腿外侧中下部皮下软组织水肿，未见脓肿。

8 月 7 日行右大腿肌肉活检，肌肉病理示：较多淋巴细胞、组织细胞及中

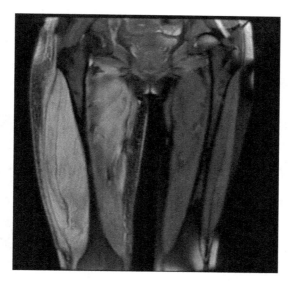

图 1　MRI 提示右腿广泛炎症改变

性粒细胞浸润，可见微脓肿形成，慢性炎症性改变，未见确切肿瘤及真菌。抗酸染色及银染色阴性。肌肉细菌、真菌培养阴性。

8 月 21 日外周血宏基因组测序结核分枝杆菌（序列 1，RPM-Ratio 2.41），8 月 24 日右腿组织病理蜡片测序解甘露醇罗尔斯顿菌（序列 706，RPM-Ratio 15.05），皮氏罗尔斯顿菌（序列 609，RPM-Ratio3.36），结核分枝杆菌（序列 507，RPM-Ratio 7.16）。

辅助检查的重点和临床启示

辅助检查方面，需完善三大常规、凝血功能、红细胞沉降率、C 反应蛋白、降钙素原、真菌 D 葡聚糖、结核 T-SPOT、自身抗体检测、血培养检测等，胸部 CT，右侧大腿及髋关节周围彩超、磁共振检查，淋巴结活检，肌肉活检。本例患者通过多次血液培养，均未培养出细菌和真菌生长，未能找到普通细菌感染的确切证据。胸部 CT 见双肺间质性炎症，双侧胸腔少量积液，难以解释患者高热问题。肌肉病理活检结果提示慢性炎症改变，但细菌真菌培养均阴性。T-SPOT 检测阴性，不支持结核感染，但该患者血常规提示血淋巴细胞绝对值偏低，未检出阳性也可能与淋巴细胞绝对值低有关。患者发热原因不明，需进一步排查感染性因素及肿瘤性因素。下肢 MRI 检查提示右侧大腿、臀部各肌群弥漫性斑片状 T2W1 高信号，不能排除感染。因此进一步对外周血和肌肉组织进行病原微生物宏基因测序，以及进行腹股沟淋巴结活检，结果提示肌肉软组织结核感染。最终发热原因考虑为软组织结核感染。需进一步排除淋巴瘤，行腹股沟淋巴结活检。

五、诊断

（1）右下肢软组织结核感染。

（2）类风湿关节炎。

（3）继发性干燥综合征。

六、治疗方案及转归

8月24日予"HRZE"（H异烟肼、R利福平、Z吡嗪酰胺、E乙胺丁醇）四联抗结核治疗。患者抗结核治疗后仍有高热（达40.8 ℃），右大腿广泛红肿，右小腿肿胀，右小腿局部见红斑，右大腿有压痛，触诊软组织较前变软。考虑合并其他疾病及感染可能。8月31日右侧腹股沟淋巴结活检病理结果见送检淋巴结结构破坏，其内见多个坏死灶（以核碎屑为主），坏死周围上皮样细胞及组织细胞增生，未见确切多核巨细胞，符合慢性肉芽肿性炎，抗酸、六胺银、PAS染色阴性。8月31日右腿超声见皮下广泛软组织液化，行右腿脓肿穿刺并置管，右大腿皮下脓肿穿刺液为乳白色（图2），红细胞数 35300×10^6/L，白细胞数 116471×10^6/L，多核细胞90%。MTB基因检测结核杆菌阳性，利福平耐药（－）。

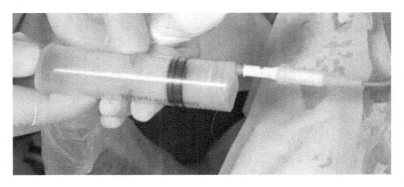

图2 右腿软组织脓肿穿刺液

诊断明确后，患者转至结核病专科医院，在专科医院复查PPD（女）22×23 mm，血IGRAs阳性。专科医院予抗结核治疗（HRZE-Lfx-AmH：H异烟肼、R 利福平、Z 吡嗪酰胺、E 乙胺丁醇、Lfx 左氧氟沙星、Am 阿米卡星）方案治疗 3 月，并行多次脓肿病灶清除、清创术。予羟氯喹 + 强的松 15 mg + 柳氮磺吡啶 1 g bid 控制类风湿关节炎。

在专科医院治疗 3 月后病灶清除，出院继续抗结核治疗（HRZE-Lfx：H 异烟肼、R 利福平、Z 吡嗪酰胺、E 乙胺丁醇、Lfx 左氧氟沙星）。2021 年 1 月 14 日来我院复诊，患者无不适，生活可自理，治疗前后腿部情况见图 3。复查 ESR 2 mm/H，CRP 20.6 mg/L，IgG 6.06 g/L，IgA 0.03 g/L，IgM 0.21 g/L，补体 C3 1.34 g/L，补体 C4 0.25 g/L，CK 27 U/L。此后继续予羟氯喹及柳氮磺吡啶治疗，以 HRZE-Lfx 方案继续抗结核治疗满 1 年，结核未复发。

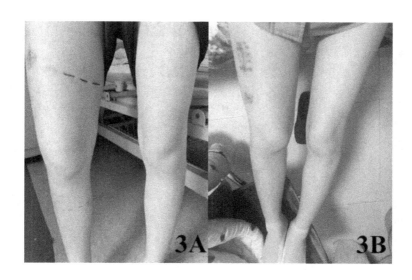

图 3 患者治疗前后双腿情况比较（3A 抗结核治疗前；3B 抗结核治疗 3 个月后）

9 月 7 日肌肉结核培养抗酸杆菌（活检 1 月后），10 月 1 日脓液培养抗酸杆菌阳性。

诊治小结和思考

本病例属于类风湿关节炎合并肌肉软组织结核感染，其诊治过程中的要点是明确病原菌。在大多数类似病例中，诊断是在症状出现数月至数年后做出，多数时间超 3 个月。诊断金标准是组织学，本例中肌肉活检标本仅提示慢性炎症改变，抗酸染色（-），后续右侧腹股沟淋巴结病理示慢性肉芽肿改变较符合结核改变。但两次抗酸染色均阴性，而组织培养结果时间较长，对尽早诊断造成困难，最终外周血病原微生物宏基因测序及对肌肉活检病理标本进行病原微生物宏基因测序证实患者大腿部位肌肉组织为结核菌感染。

当患者有高危因素（既往有结核病史及接触史，现症结核感染，有免疫系统疾病且有服用免疫抑制剂）存在，并出现皮肤肌肉局部肿物时，除了考虑肿瘤性疾病以及普通细菌感染性疾病之外，还应警惕是否存在肌肉结核。完善 PPD、炎症指标及影像学检查，排除有无合并其他部位结核，即使 PPD 及 T-SPOT.TB 阴性，仍不应排除结核感染可能性。及早手术活检进行组织病理检查有助于明确诊断，局部清创也是肌肉结核的治疗手段之一，术后正规抗结核治疗者少见复发。需要注意的是，结核感染引起的组织脓肿，以本例来说，较长时间彩超下仅见低回声区，但并无液化。从出现症状到局部波动感发现液化，时间为 5 个月，因此结核感染软组织取材诊断不应等待液化阶段取脓液化验，可在未液化阶段活检取得病理标本检测。

综上所述，本病例提示广大医护人员对高度怀疑软组织感染的患者，应尽早行病理相关方法检查（形态学诊断、特殊染色、组织培养及分子病理基因检测等）以明确诊断，缩短诊治时间，减少患者负担，提高诊治效率。

病例 16　发热伴左侧肢体肿痛 20 余天

男性患者，64 岁。

一、主诉

发热伴左侧肢体肿痛 20 余天。

二、现病史及相关病史

患者 20 余天前无明显诱因出现发热，伴有畏寒及寒战，最高体温 38.0 ℃，伴左侧腋窝及右侧腹股沟疼痛，可扪及肿大淋巴结，后逐渐累及下肢，出现左下肢红肿热痛，伴有高热。患者遂就诊于当地医院，查双侧大腿 MRI 示：左大腿肌群肿胀并信号异常（以内侧及后侧明显），右侧股外侧、股中间肌略肿胀并信号异常，右股骨骨周异常信号，均考虑炎症性病变；左下肢皮下软组织炎性/水肿。入院后予甲泼尼龙 20 mg 静脉注射，先后予头孢哌酮舒巴坦、万古霉素、美罗培南抗感染治疗，以及止痛、抑酸护胃等治疗后，患者仍有反复高热。现为进一步诊治，就诊于我院急诊，于 2021 年 2 月 25 日行单侧下肢动静脉彩超，结果提示：左侧下肢动脉轻度硬化性变，管腔未见明显狭窄，未见明显异常血流；左侧髂外静脉考虑狭窄，血流尚通畅，建议进一步检查；余左侧下肢深静脉血流通畅，未见明显血栓形成；左侧腘窝囊性肿物，考虑为腘窝囊肿可能性大。门诊拟"多发性肌炎"收入我科。患者自起病以来，无咳嗽、咳痰，无腹痛、腹泻，无头晕、头痛，无呼吸困难等不适，大小便如常，睡眠较差，体重未见明显增减。

既往史与其他病史：2 年前于当地医院诊断为"多发性肌炎，骨质疏松，高血压 1 级"。长期规律服用激素（具体量不详）。规律服用降压药，自诉血压控制尚可，否认结核病史等传染病史，否认冠心病、糖尿病及其他慢性病史，否认手术及外伤史，否认输血史，否认药物及食物过敏史，预防接种史不详。

病史采集的重点和临床启示

考虑患者为多发性肌炎，进行病史询问时，除了对多发性肌炎病情询问之外，还需要注意以下方面：①询问发热和肢体肿痛的细节，包括发热的规律、温度、持续时间，以及肢体肿痛的具体部位、程度、时间等。②了解症状之间的关系。询问患者发热、肢体肿痛和其他症状之间的关系，是同时出现还是先后出现，是否同时加重或减轻。③诊治经过。询问患者已经进行何种检验、检查，经过何种治疗，对治疗方法的反应等。④关注患者的日常生活。询问患者的日常生活习惯，包括饮食、运动、工作和生活环境等，以帮助了解可能的病因。⑤其他方面。有无皮疹，有无咳嗽、咳痰及腹痛、腹泻，有无尿频、尿急和尿痛，有无任何部位皮肤破损，以及发热前有无口腔治疗等。

本例患者经过病史询问，患者既往多发性肌炎诊断明确，并持续治疗中，在此期间发生高热，出现肢体红肿，下肢血管彩超检查排除了静脉血栓所致。磁共振检查提示大腿肌群肿胀并信号异常。多发性肌炎多见双侧肌肉受累，该患者以单侧为主，故考虑感染性疾病所致可能性大。

三、体格检查

患者 T 37 ℃，P 75 次/分，R 18 次/分，BP 82/59 mmHg。患者神清，精神可，言语清晰，查体配合。无光过敏，无口干眼干，无雷诺现象。心脏、肺部、腹部查体未见明显异常。左侧面部水肿，左侧腋窝肿胀，可扪及肿大淋巴结。左下肢肿胀，触痛明显，皮温升高，左大腿内侧及背侧可见大片红斑，右侧大腿肌肉稍萎缩（图1）。

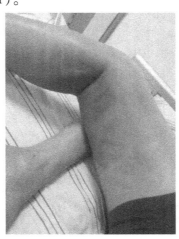

图 1　左下肢红肿

体格检查的重点和临床启示

进行体格检查时，需要注意以下问题：①生命体征。检查患者的体温、脉搏、呼吸、血压等生命体征，特别是体温和血压，以了解患者的全身情况。本例患者血压检查发现血压偏低，因此需要注意感染性疾病引起感染性休克的可能性。②皮肤、黏膜。检查患者的皮肤和黏膜，注意是否有皮疹、溃疡、皮下出血等症状，以及黏膜是否有充血、水肿等。③淋巴结。检查患者的浅表淋巴结，注意是否有肿大和压痛等。④肌肉和关节。检查患者的肌肉，特别是四肢肌肉，注意是否有压痛、肿胀、肌肉萎缩等，以及是否有肌力减弱或丧失等现象。检查患者的关节，注意是否有肿胀、疼痛、活动受限等，确定患者腿部肿痛是关节炎引起还是肌肉炎症引起。需要测量肿胀肢体的周长，以便治疗后进行对比，判断病情。⑤心肺肝脾。检查患者的心肺及腹部器官，注意是否有异常体征，如心悸、气促、肝脾肿大等。听诊心脏有无杂音。寻找引起患者下肢肿胀疼痛的原因，若为感染性疾病所致，查找感染源头来自何处。

本例患者体格检查发现，患者生命体征平稳，主要症状除了发热就是下肢红肿及疼痛。故从患者外院及我院急诊检查结果，结合患者临床表现来看，初步考虑其发热与肢体肿痛为感染性疾病所致。下一步需进行查找何种病原体感染。

三、辅助检查

2021 年 2 月 25 日我院急诊行单侧下肢动静脉彩超：左侧下肢动脉轻度硬化性变，管腔未见明显狭窄，未见明显异常血流；左侧髂外静脉考虑狭窄，血流尚通畅，建议进一步检查；左侧下肢深静脉血流通畅，未见明显血栓形成；左侧腘窝囊性肿物，考虑为腘窝囊肿可能性大。

2 月 25 日查血常规：WBC 3.45×10^9/L，Hb 125 g/L，PLT 253×10^9/L，LYM# 0.10×10^9/L↓。尿常规见病理管型 1.55/μL，上皮细胞 41.4 个/μL。生化：AST 209 U/L↑，ALT 131 U/L↑，白蛋白 20.6 g/L↓，Cr 111.0 μmol/L，CK 4013 U/L↑，CK-MB 32 U/L，肌钙蛋白 I 0.013 ng/mL，肌红蛋白 > 900 ng/mL，LDH 671 U/L↑，IgG 7.02 g/L，CRP 395.1 mg/L↑，红细胞沉降率 120 mm/h↑。PCT 19.32 ng/mL↑。纤维蛋白原浓度 10.75 g/L↑，APTT 56.7 s↑，D – 二聚体 2.15 μg/mL↑，T-SPOT. TB（ － ）。血气分析：PH 7.46，氧分压 97.90 mmHg，二氧化碳分压温度校正 28.80 mmHg，乳酸 2.90 mmol/L。

胸部 CT 平扫：考虑双肺间质性肺炎，结缔组织相关性间质性肺炎可能性大；扫及左侧胸壁、腋窝皮下脂肪间隙大量渗出；心包少量积液。床边彩超：左侧下肢红肿处皮下软组织明显水肿、增厚，内未见明显异常肿物。床边心脏彩超：左心功能测量：EF 60%，FS 32%，少量心包积液。

入院第 4 天，外周血二代测序结果检出结核分枝杆菌（序列数 240）、烟曲霉（序列数 12）、季也蒙毕赤酵母菌（序列数 2）。Xpert MTB 检测 rpoB 基因 A 段、B 段、C 段、D 段、E 段均阴性。予异烟肼 + 利福平 + 吡嗪酰胺 + 乙胺丁醇抗结核治疗。

3 月 2 日复查血常规：白细胞总数 10.18×10^9/L，红细胞总数 3.65×10^{12}/L，血红蛋白浓度 107 g/L，血小板计数 162×10^9/L，淋巴细胞绝对值 0.27×10^9/L；谷草转氨酶 125 U/L，磷酸肌酸激酶 266 U/L，磷酸肌酸激酶同工酶 6 U/L，乳酸脱氢酶 291 U/L，肌红蛋白 >900 ng/mL，氨基末端 B 型脑钠肽前体 8720.00 pg/mL。红细胞沉降率 120 mm/h，血清降钙素原 1.53 ng/mL。3 月 3 日左下肢磁共振检查（图 2），报告左侧大腿明显增粗，皮下软组织肿胀、增厚，左大腿肌肉及肌间隙见多发异常信号影，T2WI 呈斑片状高信号，边缘欠清，以股内后部肌群为著。

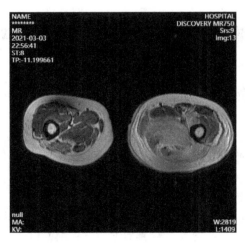

图 2　左下肢磁共振

3 月 6 日体温降至 37.5 ℃。当日患者转至 A 医院治疗。

辅助检查的重点和临床启示

对于多发性肌炎伴有发热和肢体肿痛的患者，进行辅助检查时，首先是常规检查如血常规、尿常规和大便常规，以及肝肾功能，了解患者主要器官的功能状态；其次是红细胞沉降率、C 反应蛋白以及降钙素原、真菌 D 葡聚糖及结核 T-SPOT. TB 等检测。血生化检测中，因患者基础疾病为多发性肌炎，因此需要检测肌酸激酶及肌红蛋白，评估患者现在肌炎的情况。还需影像学检查，对于多发性肌炎患者出现的肢体肿痛，可能需要借助肌肉超声或 MRI 等影像学手段进行检查。另外，患者发热，需要进一步查找感染源，心脏彩超及胸部 CT 是需要的。患者肢体肿痛，检查发现肌肉压痛，因此肌肉活检也是需要的，肌肉活检是诊断与排除其他肌病的重要手段。既往诊断多发性肌炎，也可进一步完善肌炎抗体谱，了解患者肌炎的类型。本例患者经过常规检测方法，未能确定感染病原体。采用外周血病原微生物宏基因测序检测后发现，该患者为结核分枝杆菌感染。值得注意的是，本例患者查 T-SPOT. TB 阴性，但外周血病原微生物宏基因检测提示结核分枝杆菌感染，因此，在结核感染的情况下，也有可能 T-SPOT 阴性。

五、诊断

（1）多发性肌炎。
（2）间质性肺炎。
（3）左大腿皮肤结核感染。
（4）左大腿软组织感染。
（5）阵发性心房颤动。
（6）低蛋白血症。
（7）骨质疏松。

六、治疗方案及转归

转至 A 医院治疗，查结核 PPD 及 T-SPOT. TB 阴性，停用吡嗪酰胺 + 乙胺丁醇，继续予异烟肼 + 乙胺丁醇抗结核、抗感染治疗，但发热及左下肢肿胀再发，后转至 B 医院继续治疗。3 月 13 日患者转入 B 医院仍有发热，最高体温 38.5 ℃。查血常规：WBC 20.19 × 10^9/L，Hb 104 g/L，LYM# 0.32 × 10^9/L，NEUT# 19.61 × 10^9/L，PLT 273 × 10^9/L。3 月 16 日复查血常规 WBC 8.4 × 10^9/L，Hb 97 g/L，LYM # 1.2 × 10^9/L，NEUT # 6.58 × 10^9/L，PLT 281 × 10^9/L。降钙素原 0.54 ng/mL，N – 端脑钠肽前体 1732 pg/mL。EB 病毒 2.38 × 10^4 拷贝/mL，人巨细胞病毒 3.35 × 10^5 拷贝/mL，T-SPOT. TB（＋）。

3 月 18 日皮肤软组织病原微生物宏基因检测（DNA）：检测到结核分枝杆

菌复合群、人巨细胞病毒，未检测到真菌、寄生虫，不能排除 RNA 病毒。3月 18 日皮肤软组织抗酸杆菌检测：发现抗酸杆菌。3 月 22 日下肢 MR 示：左侧大腿后份及内侧肌肉增粗，T2W1 信号增高，T1W1 信号稍增高，增强扫描强化明显，周围皮下脂肪间隙模糊，见斑片状长 T2 信号影，增强扫描轻度强化；右侧大腿软组织未见异常信号，未见异常强化，考虑皮肌炎。

最终考虑皮肤软组织结核感染，予异烟肼 + 利福平 + 吡嗪酰胺 + 乙胺丁醇抗结核，治疗后肢体肿胀较前明显缓解，热峰下降（最高 37.5 ℃）。复查血常规：WBC 12.51 × 10⁹/L，Hb 97 g/L，LYM# 1.58 × 10⁹/L，NEUT#10.07 × 10⁹/L，PLT 399 × 10⁹/L。出院后继续抗结核治疗，予克拉霉素、伐昔洛韦抗感染治疗，并予甲泼尼龙 6 mg/d，硫唑嘌呤 50 mg/d 治疗肌炎。治疗后，患者 CRP（图 3）、ESR（图 4）及 PCT（图 5）明显降低。

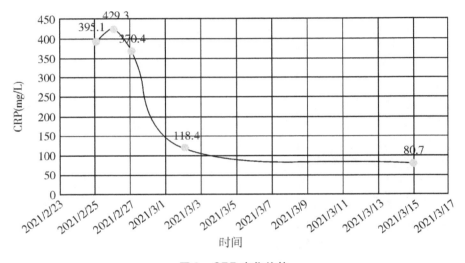

图 3　CRP 变化趋势

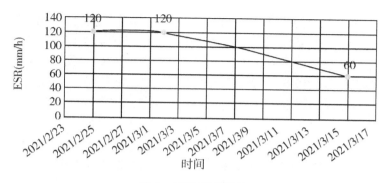

图 4　ESR 变化趋势

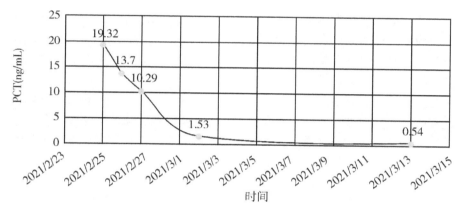

图 5　PCT 变化趋势

诊治小结和思考

本例患者以发热、肢体疼痛就诊，既往有肌炎病史，入院后查 CK 明显升高，MRI 可见多个肌群炎性改变，最终外周血及下肢组织病原微生物测序均检测出结核分枝杆菌，诊断为下肢软组织结核感染。患者入院时多个炎症指标升高，血肌酸激酶升高，需要鉴别肌炎/皮疹与软组织感染。该患者肌肉改变以单侧为主，而多发性肌炎累及肢体多为双侧且对称。单侧肢体红肿，彩超检查已经排除静脉血栓，那么考虑感染性疾病可能性较大。在治疗初期，患者发热，并有 PCT 明显升高，采用了经验抗感染治疗，既有抗细菌也有抗真菌治疗，治疗后患者 PCT 迅速下降，CRP 也明显下降，但下降幅度相对小，同时ESR 始终维持在 120 mm/h。通过外周血病原微生物宏基因测序检测提示为结核杆菌感染，支持前述判断。在此后抗结核治疗中患者体温仍反复升高，外周血巨细胞病毒 DNA 拷贝数增加，进一步左下肢皮肤病理检测抗酸杆菌及皮肤软组织病原微生物宏基因测序检测到结核分枝杆菌复合群与巨细胞病毒。因此该患者除了结核感染，还有病毒感染，考虑患者发热以上因素都有参与其中。

值得注意的是，该患者首次 T-SPOT.TB 检测时，结果为阴性。但该患者通过外周血病原微生物宏基因检测证实患者存在结核感染。这说明某些情况下不能依靠 T-SPOT.TB 阴性而排除结核感染。关于 T-SPOT 与免疫功能的关系，Kosaku Komiya 等研究发现在外周血淋巴细胞计数 ≥1000/μL时，ELISPOT 的灵敏度达 94%，当淋巴细胞计数 <500/μL 时，敏感性为 81%。

鉴于免疫系统疾病患者特殊性，在长期使用免疫抑制剂的风湿免疫病患者中，对怀疑结核杆菌感染尤其是肺外组织感染者，需结合多项检查方可明确诊断（PPD 试验、T-SPOT.TB、病原菌培养、组织病理形态学诊断、特殊染色及分子病理基因检测）。

总结：结缔组织病长期激素与免疫抑制剂治疗者，需注意防范感染。某些免疫功能低下者，可能发生混合普通细菌、真菌与结核以及病毒感染，或者开始无感染，治疗过程中发生新的感染。免疫功能低下者，即使确定存在结核感染，PPD、T-SPOT.TB 及外周血 Xpert MTB 也可能为阴性，因此需要结合临床表现，采取多种手段来诊断。怀疑组织感染时，行组织病原微生物宏基因测序有助于确诊。

病例 17　反复咳嗽 7 年余，发热 5 月，加重 10 天

男性患者，66 岁。

一、主诉

反复咳嗽 7 年余，发热 5 月，加重 10 天。

二、现病史及相关病史

患者 7 年前无明显诱因出现咳嗽，以干咳为主，少痰，无鼻塞、流涕，无四肢麻木，无胸闷、气促，无发热、恶寒，无咽痛，无眼炎，无听力下降，多以天气变化后为甚，因症状不重，一直未系统诊治。约 2 年前开始出现咽痛，约 1 月/次，自行服用中药治疗后症状可缓解。约 7 个月前开始无明显诱因出现咳嗽加重，干咳为主，少量咳痰，痰白少，爬楼后气促，无恶寒、发热，无喘息。遂于 6 个月前至 A 医院就诊，诊断为"肺脓肿"，予抗感染治疗，症状好后转出院（未提供资料）。出院后仍有间断咳嗽、咳痰，咽部不适。5 个月前开始出现发热，恶寒不重，发热时双膝、双踝疼痛，头痛，热退时疼痛症状改善，于 4 个月前至 B 医院就诊，查血常规：白细胞计数 10.34×10^9/L，中性粒细胞绝对值 7.69×10^9/L，嗜酸性粒细胞绝对值 0.61×10^9/L，单核细胞绝对值 0.64×10^9/L，血红蛋白 107 g/L，血小板计数 335×10^9/L。CRP 47.3 mg/L。

胸部 CT 提示：①肺气肿，两肺间质性炎症并纤维化改变；②右肺下叶背段－后基底段厚壁空洞，考虑肺脓肿可能性大；③右肺上叶前段、中叶外侧段、下叶外基底段及左肺上叶上舌段多发结节；④主动脉及冠状动脉多发钙化斑块；⑤两侧胸膜增厚；⑥扫及胆囊结石，肝内胆管轻度扩张；⑦扫及甲状腺多发结节。诊断为"右肺脓肿伴有肺炎、肺气肿"等，予头孢哌酮/他唑巴坦钠＋拜复乐抗感染、化痰平喘等治疗后，患者病情稍好转出院。

出院后仍有咳嗽、气促，干咳为主，痰白、少，间断发热、恶寒，遂于 8 月 29 日至 9 月 10 日再次到 B 医院住院治疗，查血常规：WBC 14.87×10^9/L，中性粒细胞绝对值 12.07×10^9/L，血红蛋白 102 g/L，血小板计数 382×10^9/L。

红细胞沉降率 115 mm/h，CRP 72.1 mg/L。免疫球蛋白 E 1750 KIU/L，抗核抗体阴性，ENA 阴性，抗心磷脂 IgG 抗体 43.29 U/mL。肺功能检查：①轻度阻塞性肺通气功能障碍；②弥散功能中度下降；③气道阻力在正常范围。行肺穿刺活检，病理报告：（右肺）肺穿刺组织，大部分组织坏死退变，纤维组织增生，淋巴细胞等慢性炎细胞浸润，符合慢性炎改变；未见明确恶性改变；特殊染色：PAS（-），抗酸染色（-），六胺银染色（-）。辅助检查未见明确病原体。诊断"右肺脓肿伴有肺炎、肺气肿，变应性肉芽肿性血管炎"，抗生素治疗效果不佳，后予甲泼尼龙 20 mg qd + 环磷酰胺（具体剂量不详）治疗后，患者咳嗽、咳痰好转，偶有发热，无关节疼痛、头痛，无胸闷、气促等，症状好转出院。出院后定期门诊复诊服药，激素逐渐减量（目前为甲泼尼龙 12 mg qd），并加用艾拉莫德片 25 mg bid，仍有间断发热，约 1 周 1 次，冷水敷额或服用退烧药后 1 日可退烧。10 天前再次出现咳嗽、咳痰加重，咳稀黄痰，发热，体温38 ℃，无恶寒，活动稍久即感气促，咽部不适，鼻塞、流涕，头痛，双膝关节疼痛，无胸闷、胸痛，继续服用上述药物治疗，症状改善不明显，当日出现尿色红，为求进一步诊治，遂到我科门诊就诊，门诊拟"变应性肉芽肿性血管炎（待排）"收入住院。病程中患者口干，进食饼干等干性食物需用水送服，多颗牙齿脱落，无喘息、气憋，无听力下降，无眼炎，无皮疹、脱发，无光过敏，无四肢麻木，无慢性腹痛、腹泻，无尿频、尿急、尿痛等。自发病以来，患者精神尚可，饮食、睡眠可，大便 5 天一次，无干结，小便平素正常，当日出现尿色红。近半年以来体重减轻约 10 kg。

既往史与其他病史：有 2 型糖尿病病史，目前服用二甲双胍、阿卡波糖控制。有华支睾吸虫病病史，已服用吡喹酮治疗。有胆囊多发结石伴慢性胆囊炎、前列腺增生、左肾囊肿、甲状腺多发结节病史。否认高血压、冠心病等慢性病史，否认肝炎、肺结核等传染病史。长期居留地广东省广州市南沙区。有40 年吸烟史，约 2 包/日，近 2 月减至半包/日。否认饮酒史，无特殊嗜好如药物或食鱼生史等。

病史采集的重点和临床启示

对于有发热、咳嗽症状且肺部 CT 提示厚壁空洞的患者，进行病史询问时，需要注意以下几个方面：①症状出现的时间与变化。询问症状初次出现的时间，以及症状的演变过程，包括症状的加重或缓解，以及是否有新的症状出现。②近期用药情况。询问患者近期是否服用过任何药物，包括处方药和非处方药，以及草药等；同时，询问患者是否有药物过敏史。③个人和家庭健康史。询问患者是否有其他疾病或慢性病史，如心脏病、糖尿病、肺部疾病等。

同时询问患者的家族健康史，看是否有遗传性疾病或类似疾病的家族史。④生活习惯和环境。询问患者的日常生活习惯，包括吸烟、饮酒、饮食、运动等。同时询问患者的工作和生活环境，看是否存在可能影响肺部健康的因素。⑤发热和咳嗽的细节。询问发热和咳嗽的具体情况，包括发热的次数、体温、持续时间，咳嗽的性质（如干咳、带痰咳嗽等）、频率和持续时间等。⑥其他症状。询问患者是否有其他与发热、咳嗽相关的症状，如胸痛、呼吸困难、喉咙痛、鼻塞等。⑦诊治经过。询问患者是否曾经就医，检验、检查结果，以及治疗反应情况。

本例患者通过询问，明确有长期吸烟史，咳嗽时间长，发热时间也较长，有少量咳痰，既往抗生素治疗可改善。外院肺部病灶病理活检不支持肿瘤改变，考虑"变应性肉芽肿"可能。因此病史询问方面，还需关注变应性肉芽肿可能性，询问有无哮喘症状以及单或多神经炎表现，从患者描述来看，可以排除神经系统改变。有无哮喘则可能需要进一步检查来证实。最后，患者体重下降与其发热时间一致，可能为消耗性病因所致。另外，外院已经行肺部病灶部位活检，可再借片、阅片以及对已获得的肺组织进行病原微生物宏基因测序，了解有无特殊病原体。

三、体格检查

患者 T 38.2 ℃，P 127 次/分，R 22 次/分，BP 92/62 mmHg。身高 160 cm，体重54 kg，BMI 21.1 kg/m^2。部分牙齿脱落，多颗义齿，咽部充血（＋），双肺呼吸音减弱，未闻及干湿性啰音。心界无扩大，律齐，各瓣膜听诊区未闻及病理性杂音。腹平软，全腹无压痛及反跳痛。脊柱无畸形、压痛，四肢关节无肿胀压痛，双下肢轻度凹陷性水肿。

体格检查的重点和临床启示

对于有发热、咳嗽症状且肺部 CT 提示厚壁空洞的患者，体格检查时需要注意以下几点：①检查生命体征。检查患者的体温、脉搏、呼吸、血压等，初步了解患者的全身情况。②肺部检查。听诊：了解肺部呼吸音的情况，以及是否有啰音、哮鸣音等异常呼吸音。触诊：了解是否有胸膜摩擦感以及触觉语颤有无增强或减弱的情况。叩诊：了解肺部是否存在浊音、实音等。③其他检查。全身其他部位检查，包括皮肤有无皮疹，浅表淋巴结有无肿大，鼻腔有无分泌物，鼻腔通畅情况，四肢关节和肌肉有无压痛，肢体感觉有无减退，听力有无减退等。

本例患者体格检查发现，患者中度发热，口腔有义齿，肺听诊呼吸音减弱，其他未见异常。因此考虑病变主要位于肺部。接下来需要对肺部进行重点检查，以及对鼻窦等处进行检查。

四、辅助检查

2021 年 11 月 30 日入院后查血常规 + 网织红细胞计数：白细胞总数 $20.37 \times 10^9/L$，中性粒细胞绝对值 $17.82 \times 10^9/L$，嗜酸性粒细胞绝对值 $0.07 \times 10^9/L$，血红蛋白浓度 118.00 g/L，血小板计数 $381 \times 10^9/L$，网织红细胞百分率 1.80%。尿常规及大便常规未见异常。血气分析六项：PH7.45，氧分压 128.00 mmHg，二氧化碳分压温度校正 40.00 mmHg，全血剩余碱 4.30 mmol/L，乳酸 1.10 mmol/L，血氧饱和度 99.50%。谷草转氨酶 11 U/L，谷丙转氨酶 13 U/L，白蛋白 28.5 g/L，血肌酐 69.0 μmol/L，空腹血糖 7.86 mmol/L。体液免疫：补体 C3 1.37 g/L，补体 C4 0.49 g/L，免疫球蛋白 G 9.88 g/L，免疫球蛋白 A 1.81 g/L，免疫球蛋白 M 1.38 g/L。IgG4 0.736 g/L。C 反应蛋白 134.9 mg/L，ESR 64 mm/h，PCT 0.21 ng/mL。PRO-BNP 184.7 pg/mL。血播八项：HbsAb 41.580 mIU/mL↑，HbcAb > 10.000 IU/mL，丙型肝炎抗体阴性，抗 – HIV 阴性，梅毒抗体阴性。凝血功能：纤维蛋白原浓度 5.40 g/L。血清铁蛋白 1717.91 ng/mL。总 IgE 1149 KIU/L。ANA 阳性1∶80 核仁 + 均质型，抗 dsDNA 抗体阴性，ENA 谱 14 项阴性。类风湿因子、APS 三项、抗心磷脂抗体三项、ANCA 四项、AKA、RA33、抗 CCP 抗体均阴性，血清 IgG4 测定未见异常。电解质、血脂、心肌酶、D – 二聚体、ASO、抗 DNA 酶 B、甲状腺功能、CEA、AFP、曲霉菌半乳甘露聚糖、真菌 D 葡聚糖、结核菌感染 T 细胞检测均未见异常。EB 病毒病原体 DNA 测定、巨细胞病毒（CMV）DNA 定量测定未见异常。寄生虫抗体谱均阴性。痰真菌培养、呼吸道病原体九项未见异常。

2021 年 11 月 30 日胸部 CT（图1）：①右肺下叶病灶，考虑肺脓肿可能性大；右侧胸腔少量积液，建议治疗后复查。②肺气肿。双肺散在多发肺大疱。③双肺间质性肺炎改变。④双肺小结节，考虑炎性结节可能性大，建议定期复查。⑤主动脉、冠脉硬化；主动脉瓣钙化。⑥甲状腺左叶所见，建议进一步超声检查。⑦胆囊炎、胆囊结石。

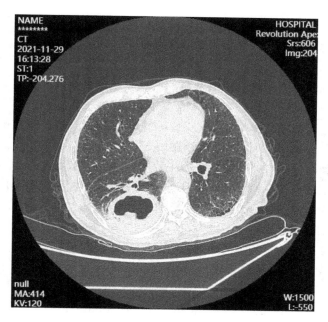

图 1　肺部可见空洞形成

鉴于患者发热及肺部 CT 报告，留取痰培养，用左氧氟沙星静脉输注抗感染治疗。心脏彩超报告：静息状态下主动脉瓣钙化，彩色多普勒检查未见明显异常血流，左室收缩功能正常，左室舒张功能减退。鼻窦 CT：①双侧筛窦、右侧上颌窦炎症；右侧蝶窦黏膜下囊肿。②鼻中隔偏曲。骨密度检查：腰椎 T 值 −3.3、Z 值 −2.5，股骨颈 T 值 −2.9、Z 值 −1.8，全髋 T 值 −1.8、Z 值 −1.3）。肺功能检查：①肺通气功能在正常范围；②弥散功能轻度下降；③肺总量、残气量、残总比正常。电子胃镜：①胃息肉（钳除术）；②慢性浅表性胃炎。

腹部彩超报告：①肝脏多发异常灌注灶，肝内胆管轻度扩张，考虑炎性改变，需结合临床。②胆囊结石，慢性胆囊炎。③左侧肾上腺内侧支增粗，考虑增生可能。左肾囊肿。④主动脉硬化。

肌电图：①左正中神经周围性损害（感觉纤维受累）；②双正中神经 F 波出现率降低。

2021 年 12 月 4 日痰涂片及培养微生物质谱鉴定：菌名为肺炎克雷伯杆菌。患者肺部病变性质不明确，借阅外院肺部活检组织病理再次阅片及行病原微生物宏基因检测。会诊病理片：重染 HE×1，IHC×1：（右肺）送检少量穿刺组织，大部分为坏死，边缘见少许淋巴细胞浸润，纤维组织增生伴炭尘沉着，其内见极少许中等偏大细胞，隐约呈腺样排列，核深染，可见核仁，不能完全除外取自肿瘤边缘，需结合临床及影像学。免疫组化结果：CD34（血管＋）。

外院病理组织宏基因测序结果显示：①原核微生物列表：铜绿假单胞菌检出序列 3176，嗜麦芽窄食单胞菌检出序列 473，猫立克次体检出序列 51。②真菌列表：大孢粪壳菌检出序列 352。③DNA 病毒列表：未检出。补充报告疑似定植菌有：解甘露醇罗尔斯顿菌（537 序列）、吉拉迪贪铜菌（330 序列）、欣氏鲍特菌（188 序列）、多噬伯克霍尔德菌（78 序列）。因基因疑似标本污染，微生物检测结果可能不可靠，且因外院病理标本量少不能完全排除肿瘤可能。

12 月 8 日，排除相关禁忌证后，本院重新行肺穿刺活检，标本病理检查需结果提示其内查见少量异型细胞散在或巢状分布，胞浆透亮，可见核分裂像，结合免疫组化，考虑非小细胞癌，倾向低分化鳞状细胞癌（透明细胞型），鉴于穿刺组织少且破碎、未能反映病变全貌，结合临床及影像学鉴别原发或转移可能。免疫组化结果：CD31（－），ERG（－），CK（＋），CK7（＋），CK5/6（部分＋），TTF－1（－），P40（＋），Napsin A（－），Vimt（＋），CD10（＋），Ki-67（约80%＋），HMB45（－），SMA（－）。同时再次做肺组织送病原微生物宏基因测序：①原核微生物列表：肺炎克雷伯菌检出序列 4。②真菌列表：未检出。③DNA 病毒列表：未检出。支气管镜检查示：支气管黏膜炎性改变。送检肺泡灌洗液隐球菌抗原、结核分枝杆菌核酸检测（五项）均未见明显异常。

辅助检查的重点和临床启示

对于有发热、咳嗽症状且肺部 CT 提示厚壁空洞的患者，辅助检查的重点包括以下几项：①评估全身状态。查三大常规、肝肾功能、红细胞沉降率和 C 反应蛋白、血气分析。②明确肺部病变。通过 CT 扫描等影像学检查，观察肺部病变的具体情况，包括病变的位置、大小、形态、边缘、密度等，以便确定病变的性质和病因。③查找病原体。检测降钙素原、真菌 D 葡聚糖、结核 T-SPOT 等，以及通过痰液、血液、组织样本等检查手段，查找可能的病原体，包括细菌、病毒、真菌以及结核等，以确定感染的病因。④评估肺功能。进行肺功能测试，了解患者的呼吸功能状态，判断是否存在限制性或阻塞性通气功能障碍等情况。⑤排除其他疾病。需要排除其他可能与发热咳嗽症状相关的疾病，如血管炎、其他结缔组织病、肺癌等，因此需要进一步进行多种自身抗体检测，以及肿瘤标志物检测，必要时再次肺活检以便确诊。本例患者通过检验检查，从自身抗体到肺病理组织皆不支持嗜酸性肉芽肿性多血管炎，除抗核抗体低滴度阳性外，ENA 谱及 ANCA 四项均阴性，结缔组织病的诊断难以解释长期发热。肺部 CT 及肺泡灌洗液及肺组织宏基因测序证实存在细菌感染，CT 检查也确定肺部存在肺气肿。另外，通过会诊外院肺组织病理片，发现可疑肿瘤组织边缘，因此重新肺穿刺活检，取得新病理组织后，诊断为非小细胞肺癌。由于患者同时存在肺脓肿，后续治疗方面也需要积极抗感染治疗。

五、诊断

（1）肺脓肿伴有肺炎（肺炎克雷伯杆菌、铜绿假单胞菌、嗜麦芽窄食单胞菌）。

（2）右肺恶性肿瘤（低分化鳞癌，T4N0M0，ⅢA）。

（3）间质性肺病。

（4）骨质疏松。

（5）肺气肿。

（6）2 型糖尿病。

（7）华支睾吸虫病。

（8）胆囊结石伴慢性胆囊炎。

（9）前列腺增生。

（10）单纯性肾囊肿（左）。

（11）甲状腺结节（多发）。

（12）胃息肉（钳除术）。

（13）慢性浅表性胃炎。

六、治疗方案及转归

患者原诊断为华支睾吸虫感染，本次入院后多次大便找肝吸虫卵未检出。患者因考虑肿瘤手术治疗转入胸外科。之后出现胸痛、发热，予抗感染美罗培南（美平）1 g q8h 治疗后体温未降至正常，改用替加环素首日 100 mg 早 + 50 mg 晚，此后 50 mg 静滴 q12 h（12 月 24 日至 12 月 30 日）、苹果酸萘诺沙星 2# qd（12 月 22 日至 12 月 30 日）、抗炎、抗骨质疏松、护胃、降糖、促排痰、抗过敏、止咳等治疗。治疗后 12 月 26 日体温恢复正常，咳嗽、咳痰明显好转，出院。

诊治小结和思考

本例患者因发热、咳嗽、咳痰，鼻窦炎，血嗜酸性粒细胞增多，外院诊断为嗜酸性肉芽肿性多血管炎。但进一步对其自身抗体检测以及肺部病变活检与宏基因测序检测发现，患者肺部空洞并非血管炎所致，而是肺癌以及肺脓肿。

本例患者肺部病变病因分析：一般来说，感染、肿瘤及风湿免疫性疾病均可引起。该患者有一个显著的特点是右肺有一个较大的空洞。肺部空洞性病变是由各种原因所致的肺组织坏死后排出支气管形成的空腔。在影像学上很常见，坏死物质经过支气管排出，这在放射学上表现为肺中的一个透明区域，有时包含一个液面，四周有不同厚度的壁。引起肺空洞病变的疾病多种多样，常见的疾病类型主要有癌性肺空洞、肺结核空洞、肺脓肿空洞、真菌性空洞、机化性肺炎空洞、空洞性肺转移瘤。其他疾病也会造成空洞，如肉芽肿性多血管炎、嗜酸性肉芽肿性多血管炎、炎性假瘤性在疾病的稳定期、创伤后肺假性囊肿，甚至原发性霍奇金淋巴瘤也可发生。

该患者的诊断曲折，是因为该患者病程中有发热及炎症指标升高，以及有鼻窦炎，干扰了判断。除了风湿免疫病外，实际上，肺肿瘤患者的临床症状表现常与肿瘤大小、类型、发展阶段、所在部位、有无并发症或转移有关，常见的症状有咳嗽、痰血或咯血、气短或喘鸣、发热和体重下降等。肺肿瘤与肺肿瘤合并感染都可能出现发热，临床常称为肿瘤热和感染热。对发热咳嗽并有鼻窦炎及肺部结节或空洞者，诊断需要全面筛查感染、肿瘤与风湿性疾病，必要时活检是非常重要的措施，可有助于确诊。

病例 18　下肢关节肿痛伴活动受限 5 月，加重半月

男性患者，62 岁。

一、主诉

下肢关节肿痛伴活动受限 5 月，加重半月。

二、现病史及相关病史

患者诉 5 月前无明显诱因突然出现右膝关节疼痛，伴红、肿、热、活动受限，无发热、皮疹、腹痛、下肢浮肿。患者就诊于当地 A 医院，诊断为"右膝骨关节炎"，予膝关节穿刺及局部营养关节等治疗，关节肿胀较前好转后出院。之后，患者上述症状仍持续存在，左膝关节亦出现肿痛表现，先后多次在当地 B 医院行关节腔抽液和玻璃酸钠注射液局部注射（右膝关节 4 次，左膝关节 2 次）治疗，膝关节疼痛及活动受限问题仍持续存在。无明显晨僵表现，静息时关节僵硬，活动时伴有疼痛及活动受限，坚持活动关节后活动受限稍改善。半月前，患者病情加重，在原有病变情况下出现双踝关节肿痛，下颌张口咬合轻度受限伴疼痛，肢体乏力，无发热，自行服用强骨胶囊共计一瓶，症状未见改善，因上述症状影响生活质量，患者为进一步诊疗，前来我院就诊，门诊以"关节痛"收入院。病程中，患者无发热、头痛、流涕、咽痛，无胸痛、咯血、咳嗽、咳痰、胸闷、气促、呼吸困难、腹痛、腹泻、尿频尿急，无泡沫尿，无遇冷皮肤发白、畏光。患者精神尚可，饮食正常，大小便如常，体重减轻 4 kg。

既往史与其他病史：2 年前因右侧淋巴结肿大就诊 A 医院，诊断为"左肺鳞癌，颈部淋巴结转移"，4 次化疗治疗后因患者出现食欲不振、乏力等不适停用化疗药物，改为免疫治疗，每 3 周至 30 天信迪利单抗（PD-1 抑制剂）200 mg 静脉输注（共计 25 次），2021 年 3 月（7 个月前）治疗停。有湿疹病史 20 余年，全身对称性反复出现皮疹伴瘙痒，近 2 年未复发。否认高血压、糖尿病、冠心病等慢性病史，否认肝炎、肺结核等传染病史。2019 年行右颈前淋巴结切除术。否认食物、药物过敏史。

病史采集的重点和临床启示

对下肢关节肿痛伴活动受限患者，病史询问的重点应包括以下几个方面：①起病情况。询问患者起病时有何异常，有无明确诱因，所有受累的关节包括哪些部位。②主要症状特点。询问肿痛的部位是否对称，以及肿痛的性质（如刺痛、钝痛、锐痛等）、程度、持续时间以及是否在活动后加重。此外，询问是否有晨僵、足跟痛等，有无关节活动受限，如有受限是所有活动都受限还是只有某些特定动作受限。③既往病史。询问患者是否有其他健康问题，如风湿性关节炎、骨关节炎、痛风、强直性脊柱炎等。④家族病史。询问家族中是否有类似症状或已知的遗传疾病。⑤生活习惯。询问患者的职业、日常活动水平、运动习惯以及是否存在可能导致关节不适的生活习惯，如长时间坐立不动、过度使用关节等。⑥诊治经过。询问患者是否接受过检验、检查及任何治疗，如药物治疗、物理治疗等。⑦旅行和感染史。询问患者近期是否有旅行史，特别是到热带或亚热带地区，以及是否有感染或生病的情况。

本例患者通过询问了解到，其起病无明确诱因，为发作性关节肿痛，需要鉴别痛风与感染性关节炎等。后续可以通过检测血尿酸以及可能的情况下取关节滑液了解有无尿酸结晶。但是患者关节受累先后累及膝关节、踝关节、颞颌关节等处，疼痛持续时间较长，关节肿痛表现与常见痛风表现不符。多关节受累情况有部分类似类风湿关节炎表现，需进一步查自身抗体及关节影像学检查来确定。患者下肢关节受累，从病史来看，还需鉴别脊柱关节炎，但其年龄与脊柱关节炎流行病学特点不相符。而在既往史中，患者有肿瘤病史，有使用检查点抑制剂治疗肿瘤用药史。但目前已经停用7个多月。是否与检查点抑制剂有关需要接下来检验、检查来帮助鉴别。

三、体格检查

患者 T 36.5 ℃，P 79 次/分，R 18 次/分，BP 119/83 mmHg。身高 163 cm，体重 59 kg，BMI 22.2 kg/m²。神志清，对答切题，双下肢胫前处皮肤斑片样色素脱失，无渗出、脱屑，无皮下结节。全浅表淋巴结未触及肿大。双肺呼吸音清，未闻明显干湿性啰音，未闻及胸膜摩擦音。心界无扩大，心率 79 次/分，律齐，各瓣膜听诊区未闻病理性杂音。腹平坦，无压痛和反跳痛，肝肋下未触及，移动性浊音阴性，肠鸣音正常，4 次/分。双膝关节及双踝关节皮温增高，双膝关节、踝关节肿胀、压痛，右膝关节浮髌征阳性，关节主动运动伸展受限 20°，左膝关节主动运动伸展受限 15°。无肌压痛和肌肉萎缩。

体格检查的重点和临床启示

对下肢关节肿痛伴活动受限患者，体格检查的重点主要包括以下几个方面：①步态分析。观察患者的步态是否出现异常，如是否存在关节疼痛导致的跛行，或者因肌力减弱导致的拖行等。②关节检查。观察关节部位皮肤颜色、有无肿胀、隆起、静脉怒张、瘢痕、肌萎缩、关节畸形等情况。同时需要了解关节的屈伸活动度，是否出现关节的挛缩畸形。触诊：通过触诊，可以了解关节部位是否存在炎症以及炎症的具体范围。触诊时需比较两侧肢体是否对称，有否关节积液，软组织张力是否增高，有无压痛感及波动感。③肌肉检查。检查相关肌肉是否出现萎缩，肌力是否减弱，以及肌肉局部是否存在压痛感。④全身其他检查。了解患者意识状态，有无脱发、皮疹，浅表淋巴结有无肿大，眼部有无异常，有无口腔溃疡，鼻腔是否通畅，心脏、肺部及腹部有无异常体征。检查患者肢体感觉以及活动功能是否正常。

本例患者经过体格检查，仅发现双膝关节及双踝关节皮温增高，关节肿胀和压痛，关节活动受限。部分皮肤色素脱失，无皮疹。其他各系统未见异常。因此，接下来需对关节炎进行诊断和鉴别。

四、辅助检查

2021 年 6 月 17 日 A 医院头颅核磁共振显像：脑白质多发变性。CT：①左肺下叶渗出灶较前吸收减少。②左侧胸腔少量积液基本同前。③肝右叶多发小囊肿，左肝外叶小钙化灶。双肾小囊肿，前列腺钙化灶。④颈部增强扫描未见异常。膝关节核磁：①右膝关节外侧胫骨平台剥脱性骨软骨炎。②右膝内侧半月板后角撕裂，外侧半月板后角变性。③右膝关节滑膜增生，右膝关节及髌上囊少量积液，髌下脂肪垫损伤。

2021 年 10 月 9 日我院查血常规：WBC 6.88×10^9/L，NEU# 5.0×10^9/L，LYM# 1.11×10^9/L，Hb 99.00 g/L，PLT 576×10^9/L。大小便常规正常。生化：谷草转氨酶 20 U/L，谷丙转氨酶 20 U/L，白蛋白 29.7 g/L，钾 4.27 mmol/L，糖 3.87 mmol/L，肌酐75.0 μmol/L，血尿酸 288 μmol/L，总胆固醇 2.98 mmol/L，甘油三酯 0.78 mmol/L，低密度脂蛋白胆固醇 1.81 mmol/L，补体C3 1.68 g/L，补体C4 0.87 g/L，血清总补体 54 U/mL，C反应蛋白 42.5 mg/L。红细胞沉降率120 mm/h。ANA 谱、类风湿因子（RF）、抗心磷脂抗体、抗中性粒细胞胞浆抗体（ANCA）四项、人类白细胞抗原 B27（HLA-B27）阴性。甲功三项、糖化血红蛋白正常。

常规心电图：①窦性心律。②T 波改变（Ⅱ、Ⅲ、AVF）。2021 年 10 月 11 日胸部螺旋 CT 平扫：①左肺下叶多发病变，考虑继发性肺结核（纤维、钙化为主）可能，并继发支气管扩张，左侧少量胸腔积液，建议治疗后复查除外肿瘤性病变。②双肺多发实性小结节，炎性结节可能性大，建议定期复查（12 个月）。③肺气肿，双肺少量炎症。④双肺多发钙化灶。⑤纵隔及双侧肺门多发淋巴结稍大，部分伴钙化。⑥冠状动脉硬化。⑦所示肝 S3 高密度灶，考虑钙化灶与胆管结石相鉴别。

彩超膝关节：①右侧膝关节积液并滑膜增厚。右侧膝关节股骨面软骨轻度退行性变声像。右侧膝关节内侧半月板回声不均，不排除半月板病变可能，建议 MRI 检查。右侧膝关节半膜肌腱末端病声像改变。右侧膝关节上述其余结构超声检查未见明显异常。②左侧膝关节积液并滑膜增厚。左侧膝关节股骨面软骨轻度退行性变声像。左侧膝关节内侧半月板回声不均，不排除半月板病变可能，建议 MRI 检查。左侧膝关节上述其余结构超声检查未见明显异常。

辅助检查的重点和临床启示

辅助检查的重点包括以下方面：①实验室检查。包括三大常规、肝肾功能及血尿酸等检查，了解患者一般情况。同时检测红细胞沉降率、C 反应蛋白、类风湿因子、抗 CCP 抗体、抗链球菌溶血素及抗核抗体谱、中性粒细胞胞浆抗体等。②关节影像学检查。患者关节肿痛，可行关节彩超检查了解有无滑膜炎或肌腱端炎等，磁共振成像能比较准确显示病灶范围、大小，判断关节软骨、韧带、滑膜等结构有无异常。③其他检查。对患者全身其他器官系统的检查评估，如心脏彩超，胸部 CT 有利于评价患者主要器官，为后续治疗提供参考；同时，该患者既往有肺癌病史，胸部 CT 检查也有利于评估肺癌病情。该患者通过化验，其血尿酸不高，不支持痛风。自身抗体方面均阴性，HLA-B27也阴性，未找到相关疾病的支持证据。患者关节彩超发现双膝关节滑膜增厚及右膝半膜肌腱末端病声像改变。肌腱末端病是脊柱关节炎的病理基础，但本例患者属老年，且 HLA-B27 阴性，流行病学方面也不支持脊柱关节炎，肌腱末端病变解释存在困难。考虑到患者曾以 PD-1 治疗肺癌，PD-1 治疗可能诱发风湿样症状。

五、诊断

（1）免疫后关节病。
（2）肺恶性肿瘤（左下肺鳞癌，综合治疗后）。

（3）湿疹。

（4）肺气肿。

（5）冠状动脉硬化。

（6）支气管扩张。

（7）肝囊肿。

（8）肾囊肿。

六、治疗方案及转归

考虑患者为 PD-1 抑制剂药物治疗后反应，加用糖皮质激素治疗。肿瘤科会诊后的意见：不能排除为迟发性 irAE，同意风湿免疫科治疗意见，考虑目前我院胸部 CT 未见确切病灶，建议其待关节炎症状控制后返当地医院随访评估，肿瘤科随诊。

治疗方面：甲泼尼龙片（美卓乐）3 片，口服每日 1 次；碳酸钙 D3 片（钙尔奇 D）1 片，口服每日 1 次；阿法骨化醇软胶囊 1 粒，口服每日 1 次；艾司奥美拉唑镁肠溶片 1 片，口服，每日 1 次。以上予补钙、补充维生素 D、护胃等对症治疗。治疗后，患者关节肿痛迅速消退。

诊治小结和思考

本例患者双下肢膝关节及踝关节肿痛，多种自身抗体检测及 HLA-B27 检测阴性，关节彩超及关节磁共振检查发现存在个别关节滑膜炎及肌腱端病变。难用一种常见的风湿性疾病解释。但患者既往因肺癌使用信迪利单抗治疗近 2 年。2021 年 3 月停止后出现关节痛，表现为多关节炎。因肿瘤使用信迪利单抗治疗，可能引起 T 淋巴细胞活化增殖及细胞因子产生增多。故目前诊断考虑为免疫检查点抑制剂 PD-1 单抗免疫治疗肺恶性肿瘤引发免疫治疗后关节炎可能性大。

免疫检查点抑制剂（ICIs）诱导 T 淋巴细胞活化，从而增强其抗肿瘤反应，显著提高了肿瘤患者的生存期。虽然 ICIs 治疗增强了抗肿瘤免疫反应，但也破坏了自身免疫耐受性，导致一系列免疫相关不良事件（immune-related adverse events，irAE）的发生。根据相关流行病学研究，在肿瘤患者应用 ICIs 后发生 irAEs 的风险显著升高，各类风湿免疫相关的 irAE 的总计发病率为 18.40%，其中肌肉骨骼系统的 irAE 发病率为 11.30%。目前已鉴别出的风湿免疫 irAE 包括炎性关节炎、Sicca 综合征、风湿性多肌痛、血管炎、多发性硬化等。

　　风湿性多肌痛样综合征和炎症性关节炎综合征是两个主要临床表现，前者中位暴露时间是 60 天，也有比较晚的（四分位间距 24 ~ 210 天），后者往往在暴露 ICIs 时间更长后出现，中位数是 120 天，四分位间距 48 ~ 262 天。皮肤表现如结节或皮疹也较常见。本例患者下肢皮疹，皮肤科诊断为湿疹，也不排除与 irAE 有关。一般药物不良反应发生在药物使用过程中出现，停止使用后不良反应也消失。但本例患者在停用信迪利单抗治疗后 2 月出现关节炎。文献报道 irAE 最常发生在治疗的前 3 个月，但也可以在治疗的任何时候出现，甚至在治疗停止后的几个月。Tawnie 等做了一项前瞻性免疫检查点抑制剂停药后的观察性研究，发现停药 1 ~ 24 个月，53.3% 患者发生活动性关节炎，在 3 个月时，70.6% 有活动性炎症性关节炎。

　　Kostine 等的研究显示，524 例 ICIs 治疗的病人中，6.6%（35/524）出现风湿相关 irAE，其中 20%（7/35）表现为类风湿关节炎样表现，31.4%（11/35）为风湿性多肌痛样表现，5.7%（2/35）为银屑病关节炎样表现。本例患者发生的双下肢关节炎也呈部分类风湿关节炎样改变以及肌腱端炎表现，但类风湿因子及抗 CCP 与 HLA-B27 均阴性。文献也报道炎性关节炎倾向于出现在大关节或中关节，随着时间的推移可能向小关节迁移。虽然这种综合征与 RA 最相似，但它也有类似于脊柱关节病的特征，包括肌腱端炎。

　　总结：在接受 ICIs 治疗的肿瘤患者中，可出现风湿性和肌肉骨骼免疫相关的不良事件。这些不良事件既可发生在治疗开始后，也可发生在治疗停止后。风湿免疫科医生应了解 irAE 风湿性和/或系统性免疫相关不良反应的广泛临床表现，这些不良反应往往不符合传统的风湿性和肌肉骨骼疾病（rheumatic and musculoskeletal diseases，RMD）分类标准。当免疫治疗后出现风湿性肌肉骨骼和全身症状或体征，怀疑与免疫治疗有关时，应鼓励肿瘤科医生及时咨询风湿科医生进行评估，并为此类患者提供便利的就诊途径。风湿和肌肉骨骼免疫相关不良事件管理应基于患者、肿瘤科医生和风湿科医生之间的共同决策。

病例 19　反复背部疼痛 5 年余，加重伴喘息、气促 6 月余

女性患者，40 岁。

一、主诉

反复背部疼痛 5 年余，加重伴喘息、气促 6 月余。

二、现病史及相关病史

患者 5 年余前无明确诱因出现背痛，为右侧肩胛上方处隐痛，卧位可缓解，无其他症状，经 CT 检查发现气胸，右肺受压 15%，当时无气促、胸闷等不适，保守治疗后症状缓解。此后背痛间断反复发作 4 年，与月经周期一致，多数时期先发生背痛，随后月经来潮（间隔具体时间不详），或背痛与月经来潮同时出现，每次发作症状较前无加重，也无减轻，但背痛发生后行胸片检查未见气胸。1 年余前曾因右侧背痛查胸片提示右肺压缩 10%，未予处理。6 个月余前患者月经来潮首日出现静息时背痛再次发作，疼痛部位同前，但疼痛程度较前加重，平卧时疼痛加重，不能完整说完一句话，伴有胸闷，有口干及眼干，无关节痛及皮疹等。外院行胸部 CT 检查提示：右侧气胸，右肺组织压缩 80%。于 2021 年 10 月 25 日行胸腔镜下肺大疱切除术，术中见右上肺有一簇肺大疱，最大约 8 mm，以切割缝合器切除肺大疱，加水胀肺无气泡溢出，术后病理报告为符合肺大疱改变。患者治疗后肺复张出院，但出院 2 周后背痛再次发作，疼痛症状及部位同前，伴有喘息、气促、胸闷，再次入院，CT 检查发现右肺压缩 60%，予胸腔引流等治疗后肺复张出院。此后又有多次背痛发作，但多为隐痛，可忍受。4 个月前（月经来潮第 1 天）又有背痛发作，吸气时右侧背痛，无胸闷，检查提示右侧气胸，肺压缩 30%～40%，右下肺不张，右侧胸腔少量积液，中上腹及盆腔 CT 平扫及增强未见异常。此时查抗核抗体（ANA）134.75 U/mL，抗 SSA（3＋）。会诊肺组织病理报告：送检肺组织可见细支气管管壁增厚，细支气管周围上皮化生，肺泡腔扩张，肺泡腔内未见炎性渗出物，肺泡间隔断裂，大疱形成，间质灶性纤维化，多灶淋巴细胞浸润。

免疫组化结果：ER（−），PR（−），SMA（＋），D2−40（−），HMB45（−）。病理诊断为：疱性肺气肿伴肺大疱症，间质纤维化。唇腺活检未见明显干燥综合征病理改变。3个月前（月经来潮第3天）再次右侧背痛到外院住院，胸部CT提示右肺压缩50%～60%，予吸氧等以及加用40 mg甲泼尼龙静脉输注治疗，右侧气胸逐渐吸收，好转出院。之后连续服用甲泼尼龙等治疗，2个月前（月经来潮第1天）又发作同一部位背痛，伴胸闷气促，胸片提示气胸，肺压缩30%～40%，予胸腔闭式引流及胸膜粘连固定术等治疗好转。患者无其他明显症状。精神、睡眠尚可，纳差，小便有尿频不适，体重无明显变化。

既往史与其他病史：2019年9月于外院行右乳房纤维腺瘤微创旋切术及右乳房导管内乳头状瘤切除术史。已婚已育，顺产1子，月经初潮13岁，5～7/28～30天，末次月经为2022年4月5日，无痛经。

病史采集的重点和临床启示

对于反复背部疼痛并伴有喘息、气促的患者，病史询问时应注意以下几个问题：①诱发因素。询问是否有任何诱发因素导致背部疼痛和喘息气促，如体力活动、烟雾、特定食物等。②疼痛的部位。详细询问疼痛的部位，包括疼痛是否放射到其他部位，是否有特定的痛点或者疼痛区域。这有助于判断是否有特定的疾病如心脏病、胆囊炎、肺栓塞等。③疼痛的性质。询问疼痛是尖锐的还是钝痛的，或者是其他类型的疼痛。④背痛、喘息、气促的严重性和规律性。询问背痛发生有无规律，喘息气促是否在特定时间或者活动后加重，是否在休息或者使用药物后缓解。这有助于判断是否存在哮喘、慢性阻塞性肺疾病或者其他肺部疾病。⑤其他症状。询问是否有其他伴随的症状，如发热、咳嗽、咳痰、体重下降、食欲减退等，这些可能是潜在疾病的症状。⑥诊治经过。起病后做过哪些检验、检查，经过哪些治疗，效果如何。⑦既往病史与手术史。询问患者是否有任何既往病史，如心脏病、肺病、消化系统疾病等，以及是否有过相关手术。⑧家族病史。询问是否有家族病史可以参考，有些疾病可能有遗传倾向。⑨生活习惯。询问生活习惯，包括吸烟习惯、运动频率、职业等。⑩情绪压力。询问是否有长期的精神压力或者情绪问题，是否可能由精神心理因素引起相应症状。⑪个人史。询问是否接触过有害物质，如辐射、有害化学物质等。本例患者经询问发现反复背痛存在规律性，一是均为右侧背痛，二是背痛与月经周期一致，背痛近1年来多次同时发作气胸。因此从病史来看，患者为月经性气胸可能性大。

三、体格检查

患者 T 37.1 ℃，P 72 次/min，R 20 次/min，BP 141/90 mmHg。身高 157 cm，体重 41 kg，BMI 16.6 kg/m²。安静面容，形体适中，营养可，查体配合。全身浅表淋巴结未扪及。右侧胸部腋中线水平可见一长 2 ～ 3 cm 的手术瘢痕，全身皮肤、黏膜无黄染，胸廓无畸形，右肺呼吸音较左肺低，未闻及干湿啰音，心律齐，各瓣膜听诊区未闻及杂音，腹平软，无压痛、反跳痛。妇科检查：外阴发育正常；阴道通畅，少许白色分泌物，光滑，无触痛结节；宫颈无接触性出血，子宫前位，大小正常，无压痛；双附件未扪及明显包块，无压痛；三合诊：直肠前方光滑，双侧韧带无触痛结节。双下肢无水肿，四肢关节无肿胀、压痛，四肢肌力、肌张力正常，生理反射存在，病理反射未引出。

体格检查的重点和临床启示

对于反复背部疼痛并伴有喘息、气促的患者，体格检查时应注意以下几点：①生命体征。测量患者的体温、血压、心率、呼吸频率等基本生命体征，以了解患者的整体健康状况。②一般状态。观察患者的姿势和步态，注意是否存在身体的畸形或者功能障碍，如脊柱侧弯、驼背等。③淋巴结检查。注意观察淋巴结是否有肿大、压痛等。④背部检查。检查背部是否有明显的压痛点、肌肉紧张、肿胀等异常体征。同时，要注意是否存在脊柱的畸形或者活动受限。⑤胸部检查。观察胸部是否对称，是否有胸廓畸形、肋间隙增宽或者变窄等异常体征。同时，要注意是否听诊存在呼吸音减弱或者呼吸音消失等肺部疾病的表现。⑥心脏检查：进行心脏听诊，注意是否存在心脏杂音、心律失常等心脏疾病的表现。⑦腹部检查。检查腹部有无压痛与反跳痛，了解有无腹部病变引起放射痛可能。

本例患者肺部听诊提示右肺呼吸音较左肺低，而心脏及腹部检查未见异常。

四、辅助检查

2022 年 4 月 19 日血常规：白细胞总数 7.90 × 10⁹/L，血红蛋白浓度 122 g/L，血小板计数 244 × 10⁹/L，淋巴细胞绝对值 1.83 × 10⁹/L。尿常规及大便常规未见异常。肝肾功能及体液免疫均未见异常。IgG4 定量测定未见异常。肿瘤标志物：甲胎蛋白 8.43 ng/mL，糖类抗原（carbohydrate antigen，CA）

199、CA125、CA153、鳞状细胞癌抗原（squamous cell carcinoma，SCC）、人附睾蛋白4、神经元特异性烯醇化酶（neuron specific enolase，NSE）及癌胚抗原（carcinoembryonic antigen，CEA）检测未见异常。抗核抗体谱（2022年4月25日）：ANA（免疫荧光）弱阳性1：80颗粒型，抗SSA（RO52）阴性（－），抗SSA（RO60）阳性（＋），其他ENA抗体均阴性。类风湿因子、抗心磷脂抗体、肌炎抗体谱未见异常。T-SPOT及25羟－维生素D未见异常。红细胞沉降率、C反应蛋白、凝血功能、降钙素原、甲状腺功能、糖化血红蛋白等未见异常。

2022年4月19日常规心电图：正常心电图。

2022年4月19日胸部螺旋CT平扫（图1）：①右侧肺大疱切除＋右侧胸膜粘连固定术后改变，术缘少许炎症；右侧少量气胸，右肺压缩10%。②双肺多发实性小结节，考虑炎性结节，建议定期随诊复查（1年）。③双侧胸膜局限性稍增厚，双肺多发小肺大疱。

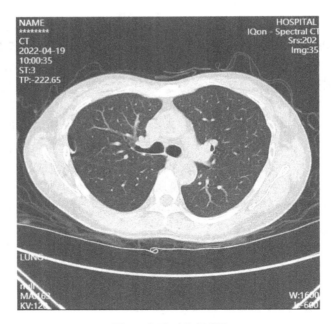

图1　入院时胸部CT

心脏彩超及肝胆胰脾及双肾彩超未见异常。子宫附件彩超：子宫大小正常，内膜稍厚，回声欠均；双侧附件区未见明显肿块回声。2022年4月22日核素唾液腺动静态显像（不含显像剂）：双侧腮腺及颌下腺摄取、排泄功能正常，需结合临床。

2022 年 4 月 29 日凌晨月经来潮，13 时无诱因下出现静息下胸闷、气促不适，用力呼吸时有右侧前胸及后背部疼痛表现。遂急查胸部螺旋 CT 平扫（图2）：①右侧肺大疱切除＋右侧胸膜粘连固定术后改变，术区少许渗出，右肺少许炎症；右侧气胸，较前进展，右肺压缩 30%。②双肺多发实性小结节，大致同前，怀疑炎性结节，建议定期复查（1 年）。③双侧胸膜局限性稍增厚。

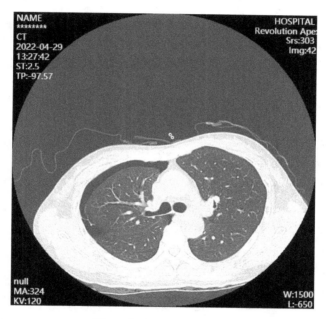

图 2　气胸发作后胸部 CT

2022 年 4 月 29 日上午 10 时起查核素消化道出血显像：20 分、1 小时，3小时，5 小时分别延迟静态显像。结果显示：①右侧气胸，右肺体积压缩约40%，右肺下叶斑片未见放射性浓聚，不除外积血可能；②右肺上叶术后，左肺斜裂结节。右胸未见异常放射性浓聚。

复查肿瘤标志物（2022 年 4 月 29 日）：CA125 在正常范围。

辅助检查的重点和临床启示

对于反复背部疼痛和气促的患者，辅助检查需要注意以下几点：①化验检查。三大常规、肝肾功能、凝血功能、红细胞沉降率和 C 反应蛋白、降钙素原、结核 T-SPOT、抗核抗体与 ENA 抗体、心肌酶谱、肿瘤标志物等，必要时血气分析。②心电图检查。患者背痛，需鉴别是否心脏疾病牵涉到背痛。③胸部影像学检查。胸部X光检查是最常用的胸部检查方法，可以检测到气胸、肺炎、肺癌等胸部疾病。但CT检查比X光更精确，可以检测到更小的气胸和更早期的肺癌，更容易发现肺间质病变，同时还可以观察胸膜病变的情况，以及是否有气胸、肺部受压的程度、肺组织的压缩情况等。④胸腔镜检查。探查肺和胸膜以及膈肌等处有无病变，以及对病变部位活组织检查等。⑤同位素标记的出血显像。因考虑本例患者为月经性气胸，也希望尽可能查找病灶，但是可能气胸发作时间短、出血量少，不易监测到。

本例患者检查发现不支持感染性病变。胸部CT见气胸及肺部结节，但比较月经前后结节大小无变化，因而考虑肺部结节并不是造成气胸的病因。

五、诊断

（1）月经性气胸。
（2）胸腔子宫内膜异位症。
（3）结缔组织病（未分化）。
（4）肺大疱（右侧肺大疱切除术后）。
（5）肺诊断学异常所见（肺结节）。

六、治疗方案及转归

入院后给予吸氧等治疗。2022年4月29日患者复发气胸后，请妇科及胸外科会诊，结合患者意愿，给予醋酸戈舍瑞林缓释植入剂（诺雷得）3.6 mg皮下注射抑制促性腺激素分泌治疗。5月1日患者气促较前加重要求出院，出院前拍胸部正位片：右肺术后改变，右下肺野炎症；右侧气胸，右肺压缩35%～40%，建议复查。

患者出院后至外院胸腔闭式引流及吸氧等治疗后好转出院。2022年5月16日阴道流血，出现呼吸困难，不能入睡，焦虑，食欲下降，呕吐，5月21日外院查胸部CT提示气胸，肺压缩30%。5月26日来我院急诊，复查胸部正位X片提示右肺术后改变，右侧气胸，右肺压缩40%～50%，较5月1日稍进展。5月26日再次予诺雷得3.6 mg皮下注射。此后6月24日、7月22日、8月19日、9月16日每月一次诺雷得3.6 mg皮下注射，其间月经终止，未再发作气胸。诺雷得使用6个月后停药，10月20日起改为地诺孕素片（唯散宁）每晚2 mg口服，2022年11月10日月经来潮，月经持续14天，未发作气胸。此后继续服用唯散宁，月经基本每月规律出现，每次月经持续 2 ～ 7 天，月经量极少。目前已 1 年未发作气胸。

诊治小结和思考

月经性气胸（catamenial pneumothorax，CP）定义为未患有其他肺部疾病的育龄妇女胸膜腔内反复出现空气，典型表现是反复出现的自发性气胸发生在月经开始前或月经开始后 72 小时内，是一种罕见的气胸类型，可能与子宫内膜异位症有关。诊断常是临床诊断。

育龄妇女气胸患者中月经性气胸的发生率为 7.3% ～ 36.7%。起病平均年龄 34.2±6.9 岁（14 ～ 47 岁），较普通特发性自发性气胸的发病年龄为大。Korom 等回顾性研究显示，月经性气胸 91.7%（210/229）为右侧气胸，4.8%（11/229）为左侧气胸，3.5%（8/229）为双侧。本例患者历次背痛与气胸发作皆位于右胸，与文献报道相符。反复自发性气胸往往会因为找不到客观证据而被认为是特发性自发性气胸，因此需要鉴别。月经性气胸与特发性自发性气胸相同点是都可反复发作，不同点在于特发性气胸多见于男性，且左侧气胸和右侧气胸发生率相当。本例患者在就诊过程中，较早便描述其背痛与月经周期一致，但被排除诊断。分析肺部子宫内膜异位症诊断率较低的原因主要有：①肺部子宫内膜异位症罕见，临床医生对本病认识不足、警惕性不高；②病史采集不全面细致，忽视肺部表现与育龄妇女月经的关联性；③胸部 CT 检查所见的肺部渗出、结节阴影较多无特征性；④患者不配合检查，有意无意隐瞒病情、病史。对育龄期女性气胸反复发作者，应注意询问气胸相关联的因素。往往患者最先发现气胸与月经的关联性。对月经性气胸的案例回顾分析发现，膈肌子宫内膜异位症和/或结节最多见，占 84% ～ 91%，其次是脏层胸膜和壁层胸膜，分别占 18% 和 10%。也有报道子宫内膜异位位于肺实质的。月经性气胸发病机制，目前至少提出了 5 种学说，但提出的发病机制相关学说都未能解释所有现象。

治疗方面，回顾性研究表明，单纯激素治疗，复发率为 58.5%，单纯膈肌切除/修补术复发率为 33.33%，组合使用膈肌修补 + 胸膜粘连与激素治疗，有助于实现更低的复发率。

综上所述，月经性气胸属于较为罕见的自发性气胸，发生于育龄期女性。对反复发作的自发性气胸，除须鉴别感染性疾病、肿瘤性疾病以及特发性自发性气胸等之外，详细询问病史，了解其发作规律性对诊断尤其重要。对本病的治疗，由对子宫内膜异位症有丰富经验的妇科和胸外科医生采用多学科方法治疗可能有助于降低复发率。

病例20 反复发热伴口腔溃疡20余年

男性患者，31岁。

一、主诉

反复发热伴口腔溃疡20年余。

二、现病史及相关病史

患者20余年前无明显诱因出现发热，体温最高达37.8℃，持续4～5天，可自行退热至正常。发热期间伴有全身乏力、关节蚁爬感，伴有口腔溃疡，持续4～5天自行好转，未予特殊诊治。上述症状反复发作，约25天发作1次。16年前曾于某医院就诊，诊断"Still病"，给予糖皮质激素约3个月（具体剂量不详），服药效果不佳，症状发作情况同前。近2年因长时间佩戴口罩，发热、口腔溃疡发作次数减少，但全身乏力周期性出现情况大致同前。现患者再次自觉乏力感，为进一步诊治，来我院门诊就诊，拟"结缔组织病"收住我科。病程中，患者无反复咽痛，无咳嗽、咳痰，无胸痛、心悸，无反复腹痛、腹胀，无腹泻、便秘，无尿频、尿急、尿痛，无肢端遇冷变色，无口干、龋齿，无脱发，无双眼发红、视物模糊，无外阴、生殖器溃疡等不适。起病以来，精神、睡眠、胃纳正常。大小便正常。近期体重无明显变化。

既往史与其他病史：21年前因左侧脑囊肿行手术切除术，术后无特殊不适。6年前和4年前均有1次肠梗阻（不完全性），予保守治疗后好转，有输血及血制品病史。否认其他慢性病及传染病史，预防接种史不详，否认食物、药物过敏史。

病史采集的重点和临床启示

当患者反复发热伴口腔溃疡时，病史询问除了一般情况外，还需要关注以下方面：①了解病程与治疗情况。询问患者的病程，包括发热和口腔溃疡的起始时间、频率、持续时间等，以及任何已经尝试过的治疗方法和效果。②关注症状变化。询问患者症状的变化情况，包括发热的度数、口腔溃疡的数量和大小等，这些可能表明病情的进展或减轻。③寻找潜在病因。了解患者是否有免疫力下降的情况，比如长期疲劳、压力过大、营养不良等，这些可能导致口腔溃疡和白细胞减少。④考虑感染源。询问患者是否有感染性疾病史，包括病毒感染、细菌感染等，这些都可能引发白细胞减少和口腔溃疡。⑤家族史和遗传因素。询问患者的家族中是否有其他人有类似的病史或症状，以及是否有遗传疾病或免疫系统异常。⑥生活习惯和环境。了解患者的生活习惯，如饮食、运动、作息等，以及工作环境、生活环境是否有可能导致感染的因素。⑦其他系统疾病。了解患者是否有其他系统（如消化系统、呼吸系统、泌尿系统等）疾病，这些疾病可能会引发口腔溃疡和白细胞减少。

反复发生口腔溃疡的疾病常见的有：①手足口病。通常发生在儿童身上，该患者为成人，发生概率较小。②白塞病。以口腔溃疡、外阴溃疡及皮肤病损等为主要临床特征。本例患者反复口腔溃疡，但佩戴口罩后口腔溃疡发作频率减低，似乎表明该患者口腔溃疡与发热与卫生条件有一定关联。无外阴溃疡及其他皮肤及眼部病变等，白塞病支持条件不足。③舌癌。可有口腔溃疡反复且持续的时间比较长，舌头上面会长出异常的肿块，从该患者临床表现来看，不支持此诊断。④系统性红斑狼疮。系统性红斑狼疮会出现口腔溃疡的症状，但系统性红斑狼疮除了口腔溃疡还可有全身其他多系统累及表现，需进一步检查评估。⑤炎症性的肠病。炎症性的肠病患者可能会出现反复的口腔溃疡，同时还伴有腹泻、肛瘘、消瘦、贫血、肛周脓肿、血便、腹痛等多种症状，本例患者曾有腹痛被诊断肠梗阻（不完全性），提示存在肠道累及的情况。但除此之外，并无消化道其他症状如黏液脓血便等，故不支持炎症性肠病。⑥口腔黏膜下纤维化。其与咀嚼槟榔相关，主要病损为口腔黏膜广泛的苍白或灰白色改变，质地变韧。进食过硬食物时，常于软腭出现小水疱或浅溃疡。患者无此类生活习惯，可以排除。因此，对于该患者，还需和常见的结缔组织病进一步鉴别。

三、体格检查

患者 T 36.3 ℃，P 70 次/分，R 14 次/分，BP 134/83 mmHg。身高 157 cm，体重 60 kg，BMI 24.3 kg/m²。左侧颞部可见一长约 6 cm 瘢痕，全身其余皮肤无瘀点、瘀斑，无皮疹，口腔黏膜无溃疡，巩膜无黄染。全身浅表淋巴结未触及肿大，心脏、肺部、腹部查体未见明显异常。四肢关节、脊柱无畸形，关节无肿胀、压痛，各关节活动无受限。神经系统检查未见明显异常。

体格检查的重点和临床启示

体格检查可能需要关注以下方面：① 生命体征，包括体温、心率、呼吸频率、血压等，以评估患者的全身状况和发热程度；②口腔检查。观察口腔黏膜与牙齿的情况，包括有无口腔溃疡，有无口腔炎症等。③淋巴结检查。触诊颈部、腋窝、腹股沟等处的淋巴结，了解其大小、质地、活动度等，以排除淋巴瘤等可能性。④皮肤检查。观察皮肤有无皮疹，有无红斑、瘀点、瘀斑、溃疡等异常。⑤关节检查。观察关节有无肿胀、疼痛、活动受限等表现，以了解有无风湿性疾病可能性。⑥其他检查。心脏、肺部及腹部检查，了解有无全身多器官系统累及的可能性。心脏方面，注意检查瓣膜听诊区有无异常杂音。肺部检查需了解有无哮鸣音及啰音等。而腹部检查需了解有无腹部压痛，炎症性肠病患者可能出现肠鸣音增加，腹部包块。

本例患者经过全身体格检查，发现仅颞部有一个陈旧瘢痕，其他未发现有阳性体征，因此患者目前可能处于其疾病间歇期，不支持淋巴瘤、系统性红斑狼疮，也不支持炎症性肠病等。需待进一步辅助检查评估。

四、辅助检查

入院后辅助检查血常规：白细胞总数 2.78×10^9/L，红细胞总数 4.57×10^{12}/L，血红蛋白浓度 130 g/L，血小板计数 143×10^9/L，中性粒细胞百分率 0.0150，淋巴细胞百分率 0.6520，单核细胞百分率 0.2310，嗜酸性粒细胞百分率 0.0910，嗜碱性粒细胞百分率 0.0110，中性粒细胞绝对值 0.04×10^9/L，淋巴细胞绝对值 1.82×10^9/L，单核细胞绝对值 0.64×10^9/L。尿常规、大便常规、肝肾功能未见明显异常。乙肝两对半、梅毒抗体、HIV 抗体、丙肝抗体无异常。抗 O：196 IU/mL（正常范围：0 ～ 200 IU/mL），抗 DNA 酶 B 840 IU/mL（正常范围：0 ～ 200 IU/mL），RF 48.90 IU/mL（正常范围：0 ～ 15 IU/mL）。CRP 正常，ESR 24 mm/h，PCT 0.058 ng/mL。

补体 C3、补体 C4、总补体、免疫球蛋白 IgG、IgM、IgA 均在正常参考范围。抗核抗体、ENA 抗体谱、p-ANCA、c-ANCA、MPO-ANCA、PR3-ANCA、补体 C1q 抗体、RA33、AKA、抗 CCP 抗体均为阴性。G6PD、地贫常规未见异常。

心电图：窦性心动过缓伴不齐。心脏彩超：静息状态下未见明显异常。胸部 CT：①左肺上叶下舌段少许炎症，建议治疗复查；②双肺实性小结节，考虑炎性结节，建议随诊复查（1 年）；③右肺下叶后基底段少许纤维条索。心肌核素显像运动＋静息（早期＋延迟）：左室前壁、前侧壁及下壁小灶性放射性稀疏区，考虑心肌炎可能，建议定期复查。

骨髓涂片：骨髓增生活跃，粒系细胞明显少见，约占 20%；中性中幼粒细胞及其以下阶段中性粒细胞比例明显减少，各细胞形态大致正常。可见嗜酸及嗜碱性粒细胞，其中嗜酸性分叶核粒细胞比例增高，各细胞形态无异。红系细胞、淋巴细胞及单核细胞、巨核细胞系未见明显异常，未见肿瘤细胞及寄生虫体。外周血涂片：白细胞总数减少，未见原始及幼稚细胞，中性粒细胞缺如，其余未见明显异常。

患者多次血常规监测显示外周血白细胞动态变化（图 1）。

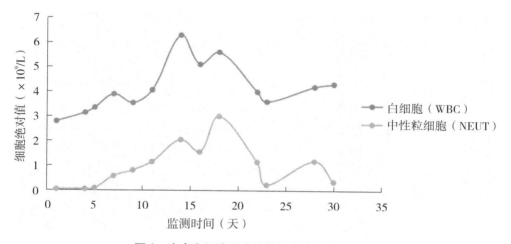

图 1　患者白细胞及中性粒细胞计数变化情况

患者外周血全基因组外显子测序结果提示：*ELANE* c. 597 ＋1G ＞ A，而其双亲该基因位点均为野生型 GG，因此考虑患者存在新生基因突变。进一步对 *ELANE* 基因 4 号外显子和 4 号内含子区域进行一代测序，证实了该位点突变（图 2）。

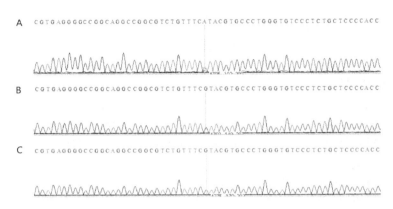

A：患者；B：患者父亲；C：患者母亲；证实患者 *ELANE* 基因存在突变，c. 597 + 1G > A，
父母双亲该位点正常。

图2　患者及其父母 ELANE 基因 4 号外显子和 4 号内含子区域测序

辅助检查的重点和临床启示

辅助检查方面，需行三大常规检测，肝肾功能，红细胞沉降率和 C 反应蛋白，抗核抗体谱，ASO 及抗 DNA 酶 B，抗中性粒细胞胞浆抗体，血维生素 B2、B12 及维生素 C 等检测。通过上述检测发现，患者血常规中白细胞计数及中性粒细胞减少，抗 DNA 酶 B 升高，类风湿因子阳性，其他生化及自身抗体阴性。需进一步查找白细胞降低原因。骨髓穿刺检查是低白细胞诊断非常重要的检查项目，通过骨髓穿刺检测，结果显示患者骨髓增生活跃，但粒系细胞明显少见，中性中幼粒细胞及以下阶段中性粒细胞比例明显减少。由此可见该患者属于骨髓造血活跃情况下，单纯粒细胞减少，与外周血常规所示的粒细胞减少相符。

中性粒细胞减少常见的原因包括：感染、药物、血液系统恶性肿瘤、自身免疫性/炎症性疾病、营养不良、再生障碍性贫血、先天遗传性因素等。分析如下：①患者青年男性，幼年起病，病程长，呈周期性发热，仅伴有全身乏力、关节不适等非特异性症状，无咳嗽、咳痰、头痛、腹痛、关节肿痛等脏器感染特征，且症状及中性粒细胞可自行恢复，患者患病多年，营养状态良好，不符合慢性感染性疾病发病特征。②患者起病前及病程中无反复服药史，营养状况良好，可排除药物、营养因素。③患者无淋巴结肿大，16 年前及本次住院骨髓涂片及外周血涂片均未发现血液肿瘤细胞，且红系、巨核细胞系、淋巴细胞系等未见异常，粒系可见增生，血液系统恶性肿瘤及白细胞再生障碍可能性也极小。④患者无关节肿痛、浆膜炎、皮疹等自身免疫性疾病常见症状，抗核抗体、ENA 谱等自身抗体全阴性，炎症指标 CRP 等正常，糖皮质激素治疗无效，且呈周期发作病程，与常见的可能存在中性粒细胞减少的自身免疫性疾病（如系统性红斑狼疮等）不相符。⑤自身炎症性疾病（如家族性地中海热、高 IgD 综合征、肿瘤坏死因子 -1 受体相关周期性综合征等）亦可表现为复发性发热，但发作时常伴有腹膜炎、胸膜炎或关节炎等症状，发作时白细胞、CRP、红细胞沉降率等明显升高，秋水仙碱、非甾体消炎药或糖皮质激素治疗往往有效。本病例患者与以上特征不相符，不支持自身炎症性疾病。⑥先天遗传因素相关的中性粒细胞减少常见疾病包括先天性中性粒细胞减少症、周期性中性粒细胞减少等。

本病例患者表现为周期性低热、全身乏力、口腔溃疡，发作周期约 25 天，中性粒细胞计数呈周期性波动，症状可自行恢复，呈良性疾病过程，与周期性中性粒细胞减少临床特征相符。为进一步验证该诊断，行外周血全基因组外显子测序，结果发现患者存在周期性中性粒细胞减少相关基因 ELANE 碱基突变。本病需与儿童胰腺功能不全并中性粒细胞减少综合征（又称 Shwachman-Diamond 综合征）、WHIM 综合征等鉴别。Shwachman-Diamond 综合征可出现周期性中心粒细胞减少，但同时存在胰腺外分泌功能障碍和骨骼异常，本病致病基因与 *SBDS*、*DNAJC*21、*EFL*1、*SRP*54 等基因有关，其中 90% 与 *SBDS* 基因有关。*WHIM* 综合征不仅表现为中性粒细胞减少，还有淋巴细胞减少、低丙种球蛋白血症以及人乳头瘤病毒感染所致的疣，主要与本病相关的基因是 *CX-CR*4 与 *CXCR*2 基因突变。

此外，患者抗 DNA 酶 B 升高，进行心肌核素扫描提示心肌炎可能，鉴于患者存在链球菌感染，且周期性中性粒细胞减少，可能需要预防链球菌感染问题。

五、诊断

（1）周期性中性粒细胞减少。

（2）链球菌感染。

六、治疗方案及转归

皮下注射重组人粒细胞集落刺激因子（G-CSF）可升高其中性粒细胞绝对值，但停药后中性粒细胞绝对值仍会降低。研究报道，重组人粒细胞集落刺激因子（G-CSF）长期规律治疗可以减少中性粒细胞减少的发生，降低患者感染风险，从而提高生活质量。但目前该患者症状轻，拒绝长期使用 G-CSF 治疗。改用地榆升白片 4 粒，每天 3 次，患者中性粒细胞最低值约 $0.5 \times 10^9/L$。随访 1 年，患者中性粒细胞仍周期性波动，但口腔溃疡、发热情况较前有改善。

诊治小结和思考

周期性中性粒细胞减少是一种罕见的常染色体显性遗传性疾病，男女患病率相当，可以为家族性病例，也有散发病例。其特点为每 14～35 日复发 1 次中性粒细胞减少，但超过 90% 的患者周期为 21 日。该疾病标志性的临床表现是可准确预测的症状复发。大多数患者会表现为反复发热、咽炎、牙龈炎、口炎和细菌感染，偶尔会出现严重的皮肤和皮下感染。中性粒细胞减少发作周期及持续时间存在个体差异，但相对于每名患者，发作周期和发作持续时间是相对一致的。周期性中性粒细胞减少的症状并非由中性粒细胞减少本身所致，而是中性粒细胞减少引起感染性炎症反应。本病例患者主要表现为反复低热、口腔溃疡、全身乏力不适等症状，多次监测中性粒细胞提示其在零至正常范围周期性波动，符合本病的临床表现。

本例患者送检了核心家系外显子测序，结果提示患者存在基因突变 *ELANE* c.597＋1G＞A，而其双亲该基因位点均为野生型 GG，因此考虑患者存在新生基因突变。*ELANE* 是位于染色体 19p13.3 编码中性粒细胞弹性蛋白酶（neutrophil elastase，NE）的基因，其突变是导致周期性中性粒细胞减少的原因。与该病相关的基因突变主要发生于第 4 或第 5 外显子，或发生于第 4 外显子与第 4 内含子的交界处。

周期性中性粒细胞减少的治疗方面，研究显示，重组人粒细胞集落刺激因子（G-CSF）长期规律治疗是安全、有效的。周期性中性粒细胞减少患者常有牙龈、口腔黏膜感染。建议患者保持良好的口腔卫生、常规免疫接种、饮食卫生及保持居住环境清洁，预防感染并发症。本病例患者反复发作的低热、口腔溃疡提示中性粒细胞减少期间有轻症感染。而长时间佩戴口罩后症状发生频率减少，提示减少环境中病原体接触有利于防治中性粒细胞减少期间感染风险。由于中性粒细胞减少造成感染风险增加，对所有发烧和感染都需要及时评估和治疗。腹痛需要评估腹膜炎和菌血症的潜在致命并发症。当受影响个体有严重感染的迹象时，立即使用粒细胞集落刺激因子（G-CSF）和广谱抗生素治疗是重要的，甚至可以挽救生命，这可能是由需氧和厌氧病原体引起的。如果存在与中性粒细胞减少相关的腹痛或呕吐，则应考虑中性粒细胞减少性回肠炎的可能性，需要胃肠外给予覆盖肠道微生物的抗生素治疗。对于供体匹配良好的受影响个体，造血干细胞移植（HSCT）可能是首选治疗方案。HSCT 是对高剂量 G-CSF 难以耐受或经历恶性转化的先天性中性粒细胞减少症患者的唯一替代疗法。未接受 HSCT 的先天性中性粒细胞减少症患者需要监测 MDS/AML 的恶性转化。总之，周期性中性粒细胞减少患者临床表现之一 ——反复口腔溃疡，疾病诊断需连续观察其常规检测中的血液学异常，捕捉其中的规律性。

病例 21　反复口腔溃疡 7 年余，头晕 3 月

女性患者，22 岁。

一、主诉

反复口腔溃疡 7 年余，头晕 3 月。

二、现病史及相关病史

患者 7 年余前无明显诱因反复出现口腔溃疡，每月发生数次，持续 3 年，予口服维生素可好转，无脱发、皮疹，无口干、眼干，牙齿无脱落，无关节疼痛。此后发生口腔溃疡频率降低，约 3 ～ 5 次/年。3 月前患者左耳进水后出现左耳有液体流出，颜色透明，伴有耳鸣，持续半个月，无耳痛，无脓液、出血，后患者出现头晕，不伴天旋地转感，可自行好转。2 月余前患者左耳再次有液体流出，伴有双耳鸣，呈搏动性，右耳明显，听力无下降，到 A 医院就诊，行 CT 检查：双侧乳突鼓窦区、颞枕骨多发骨质破坏，胆脂瘤并恶变待排，双侧乳突炎。予头孢类抗生素静脉滴注治疗 5 天（具体不详），症状未见明显缓解。1 月余前患者无明显诱因出现全身皮疹，淡红色斑片状，无凸出皮肤表面，不伴瘙痒、疼痛，出现 2 次，1 ～ 2 天自行消退。为进一步治疗，半月余前到 B 医院就诊，查 ANA（＋），抗 SSA（2＋），IgE 132.0 IU/mL，血管炎指标 ANCA 阴性。纤维内镜检查：双侧鼓膜完整。中、内耳 MRI 平扫：双侧乳突及邻近颞骨、枕骨大片骨质破坏，怀疑嗜酸性肉芽肿。颞骨 CT：双侧乳突及邻近颞骨、枕骨大片虫蚀状骨质破坏。核素检查：头颅多发活动性骨病变，结合 CT 结果，考虑嗜酸性肉芽肿可能性大。颞骨活检病理及免疫组化提示：CD1a（－），CD163（2＋），CD68（个别＋），Ki67（1%＋），S100（－），Langerin（－），结论为（颞骨肿物）未见明确恶性证据。半月前患者头晕加重，伴有天旋地转感、平卧时明显，有恶心、呕吐，呕吐 2 次胃内容物，行走时身体不自主地向右侧偏斜，有右耳耳鸣，呈搏动性，无头痛、听力下降。2021 年 10 月 14 日到 C 医院就诊，查 ANA（＋）1∶320 核颗粒型，抗 SSA（3＋），重组 Ro52（＋），ANCA（－）。病理会诊 B 医院颞骨活检组织

报告：CD1a（－），CD163（＋），CD68（＋），Ki67（＋，热点区约 3%），S100（－），结论：（颞骨肿物）未见明确肿瘤性病变。为进一步治疗，1 周前又到 B 医院就诊，查抗心磷脂抗体 IgG（＋）、抗心磷脂抗体 IgM（＋），体液免疫中 IgG 16.5 g/L，IgM 3.17 g/L，补体 C3 及补体 C4 正常范围。尿本周氏蛋白等未见异常。

患者为求进一步治疗到我院就诊，门诊拟"结缔组织病"收入我科。目前患者耳朵无流液，仍有头晕，右耳耳鸣，呈搏动性，偶有天旋地转感。病程中，无脱发、光过敏，无口干、眼干，无关节疼痛，无胸闷、气促，无咳嗽、咳痰，无尿频、尿急、尿痛，无腹痛、腹泻。自起病以来，精神、食欲可，睡眠一般，体重未见明显变化。

既往史与其他病史：否认高血压、糖尿病、冠心病等慢性病史，否认肝炎、肺结核等传染病史，否认手术史，否认重大外伤史，否认输血和血制品史，预防免疫接种不详，否认食物、药物过敏史。父亲患有乙肝；奶奶患有关节痛病史。否认家族中两系三代与患者有类似疾病，无家族遗传性、免疫性和精神性疾病。

病史采集的重点和临床启示

病史询问需要关注以下几个方面：①了解口腔溃疡的类型和特点。口腔溃疡的种类和原因很多，询问时要关注溃疡的特点，比如溃疡的大小、形状、颜色、疼痛程度以及愈合速度等。②了解头晕的特点和伴随症状。头晕可能是与口腔溃疡由同一疾病引起，也可能是其他疾病的表现。要询问是否伴有其他症状，如头痛、恶心、呕吐等。③了解生活习惯和饮食习惯。询问患者是否有熬夜、缺乏运动、饮食不规律等不良习惯，以及是否喜欢吃辛辣、刺激性食物等。这些因素可能加重口腔溃疡的症状。④了解家族病史和其他病史。家族病史和其他病史可能对口腔溃疡和头晕的诊断有帮助。比如，某些自身炎症性疾病属于遗传性疾病，可能存在家族史，因此应询问患者是否有家族病史，是否有其他疾病史，如糖尿病、胃肠道疾病等。⑤了解患者诊治经过。了解已经做过的检验、检查结果，了解患者是否经过治疗，治疗反应如何。目前患者经过询问，确定其存在口腔溃疡及耳鸣症状。患者有耳部液体流出，头晕，有天旋地转感，提示可能耳石症、内耳炎症、血管性眩晕、颈椎病、脑后循环缺血或血管病变，需进一步鉴别。

患者外院影像检查提示双侧乳突鼓窦区、颞枕骨多发骨质破坏，骨质破坏性质不明，可能为炎症性改变也可能为肿瘤性改变，但活检未见明确肿瘤性病变，推测原因可能是取材不足，或者病理切片问题，因此后续可考虑重新取材或者对切片外院病理组织再阅片。

三、体格检查

患者 T 37.2 ℃；P 90 次/分；R 16 次/分；BP 88/69 mmHg。神清，对答切题，姿势步态正常。口腔无溃疡，牙齿无脱落，全身无皮疹，浅表淋巴结未扪及肿大。左耳后方可见约 3 cm 手术瘢痕，乳突无压痛，外耳道未见脓性分泌物，双侧听力正常。鼻窦无压痛。左侧胸骨关节、右侧肩胛骨轻压痛，双肺呼吸音清，未闻及干湿性啰音。心脏听诊未闻及杂音。腹部查体无特殊。四肢关节、双侧骶髂关节无压痛。双下肢无水肿。

体格检查的重点和临床启示

体格检查时应注意以下问题：①口腔检查。检查口腔内部是否有溃疡、炎症、糜烂等症状，溃疡的大小、形状、颜色、疼痛程度等，以及口腔黏膜是否有异常。②神经系统检查。检查神经系统是否存在异常，如口角歪斜、流涎、伸舌偏斜、发声异常等。③颈部检查。检查颈部是否有肿块、疼痛、活动受限等症状，以及是否有血管杂音等血管病变。④头面部检查。检查头面部是否有疼痛、肿胀、麻木等症状，以及是否有神经系统体征。⑤其他检查。对于口腔溃疡和头晕的原因比较复杂，需要进行全面的体格检查，除头颈部外，还要进行胸腹部、四肢等方面的检查，以便确定患者疾病受累的范围是全身性还是局部病变。

其中口腔溃疡涉及的多种疾病需要鉴别：①感染性口腔溃疡。病毒感染如HIV 感染、带状疱疹、单纯疱疹感染等。梅毒感染：关注是否有轻度斑块隆起、椭圆形状溃疡，或多个黏膜斑块合并形成的蜗牛径路溃疡。结核分枝杆菌或念珠菌感染等引起的溃疡。②免疫性/血管性溃疡。糜烂型扁平苔藓：表现为白色条纹和疼痛性糜烂，通常使用皮质激素治疗，但需警惕耐药性。寻常型天疱疮：一种自身免疫性皮肤病，表现为皮肤和口腔的溃疡、红斑晕和出血情况。黏膜类天疱疮：口腔黏膜出现大疱后不破裂，浅表层产生溃疡，有清晰境界。系统性红斑狼疮：口腔表现为盘状红斑狼疮或系统性红斑狼疮，可有出血情况，境界清晰。白塞病：口腔溃疡为首发疾病，具有自限性、反复发作的特点。结节病：临床中口腔侵犯的概率较小，病变集中在上颚、舌头、牙龈和口腔黏膜等部位。③肿瘤相关性溃疡。关注癌前病变或恶变情况，有溃疡部位深且面积大、粗糙隆起、活动度差、界限不清等特点，以及颈部淋巴结肿大、全身恶病质等表现。朗格汉斯组织细胞增生症：与骨髓树突状细胞肿瘤有关，有炎症细胞浸润和 CD1a/CD207 髓样树突状细胞标记等特点，症状包括疼痛的肿块、溃疡、牙齿脱落等。④其他。先天性角化不良也可能导致多种系统受累，口腔溃疡呈舌头白斑、舌乳头消失、溃疡面椭圆等特征。

　　本例患者经过体格检查，本次入院仅见耳后手术瘢痕、左侧胸骨结节以及右侧肩胛骨处疼痛，未能找到支持感染性口腔溃疡、免疫性/血管性溃疡、先天性角化不良等的证据。患者外院检查发现乳突、颞骨及枕骨大片虫蚀状骨质破坏，需要进一步搜寻疾病诊断的依据。

四、辅助检查

　　入院后查血常规（2021 年 10 月 28 日）：白细胞计数 4.83×10^9/L，血红蛋白含量 123.00 g/L，血小板计数 198×10^9/L。尿常规、粪常规未见异常。生化：谷草转氨酶 17 U/L，谷丙转氨酶 14 U/L，总蛋白 73.4 g/L，白蛋白 41.2 g/L，血清前白蛋白 179 mg/L，钾 3.91 mmol/L，钠 144 mmol/L，氯 106.4 mmol/L，糖 4.63 mmol/L，尿素 2.36 mmol/L，肌酐 48.0 μmol/L，血尿酸 354 μmol/L，钙 2.35 mmol/L，磷 1.53 mmol/L，总胆固醇 4.43 mmol/L，甘油三酯 0.59 mmol/L，低密度脂蛋白胆固醇 3.54 mmol/L。凝血四项、甲功三项未见异常。CRP 5.6 mg/L，ESR 35 mm/H。PCT 0.01 ng/mL。IgG 14.68 g/L，IgA 1.45 g/L，IgM 2.52 g/L，补体 C3 1.22 g/L，补体 C4 0.14 g/L，血清总补体 C42 U/mL。抗核抗体谱：ANA 弱阳性 1 : 80 颗粒型，抗 SmD1 抗体 7 U/mL，抗 SSA（Ro52）阳性，抗 SSA（Ro60）阳性，余 ENA 阴性。RA 三项：RA335 U/mL，AKA（-），抗 CCP 4 RU/mL。ANCA、APS 三项、甲状旁腺激素、维生素 B2、维生素 C、叶酸检测、T-SPOT. TB 等未见异常。尿本 - 周氏蛋白定性检查（2021 年 10 月 30 日）：（-）。血清免疫固定电泳未见单克隆免疫球蛋白。EKG（2021 年 10 月 28 日）：正常。

　　胸部螺旋 CT 平扫（2021 年 10 月 27 日）：①左肺上叶实性及磨玻璃结节，考虑良性结节可能，建议定期复查（12 个月）；②双侧腋窝淋巴结稍大；③肝右叶钙化灶或胆管结石。

　　头颅正侧位 X 光片（2021 年 10 月 29 日）：头颅多发骨质破坏，性质待定，建议 CT 进一步检查（图 1）。

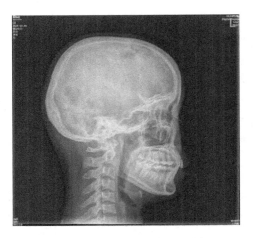

图1 头颅X片见颅骨多发病灶

头颅MRA平扫+增强+脑功能成像（DWI）3.0T（2021年10月29日）（图2）：①双侧乳突部、双侧额部、颞枕部、右侧枕部板障骨质多发异常信号，怀疑嗜酸性肉芽肿；②双侧乳突炎；③头颅MRA未见明显异常。

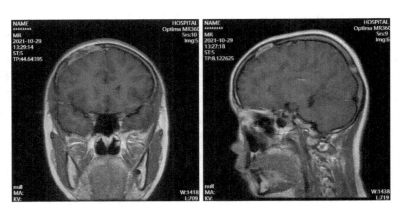

图2 头颅MRI见颅骨多发病灶

胸椎MRI及腰椎平扫3.0T（2021年10月31日）：未见明确异常。

18F-FDG PET-CT全身（2021年11月2日）：①头颅诸骨多发骨质破坏，代谢活跃，考虑嗜酸性肉芽肿可能；双颈Ⅱ区、右侧腋窝多发稍大、肿大淋巴结，代谢稍活跃，考虑反应性改变；脾大，代谢未见异常，脊椎骨、骨盆骨代谢活跃，考虑反应性改变。②双侧乳突炎；右侧额窦发育不良；甲状腺左侧叶下极结节，代谢未见异常，建议超声随诊。③左肺上叶实性小结节，代谢未见异常。④肝 S7 多发钙化灶。

心脏彩超（2021 年 11 月 2 日）：静息状态下，未见明显心脏形态学改变；彩色多普勒检查未见明显异常血流；左室收缩功能正常。肝胆脾胰 + 双肾输尿管膀胱 + 子宫附件彩超（2021 年 11 月 2 日）：胆囊壁欠光滑；右肝内胆管多发结石；余未见异常。唇腺活检病理提示：唇腺间质内少量淋巴细胞、浆细胞浸润，可见小灶聚集，其中 1 小灶淋巴细胞数量 >50 个。2021 年 11 月 10 日行右侧额骨病变切除 + 颅骨修补术，并行颈部淋巴结活检。

本院病理诊断：（额骨病变）送检见血块、纤维结缔组织及骨组织，骨小梁间见少量造血细胞，可见粒系、红系及巨核系三系细胞。粒系可见各阶段细胞部分区域纤维组织增生，淋巴细胞、少量浆细胞及少许中性粒细胞散在或灶状浸润。较多组织细胞及少量多核巨细胞聚集，其间见少量短梭形细胞，核稍扭曲，可见核沟，免疫组化显示 S100 少量阳性以及 CD1a 少许阳性。由于送检组织经过脱钙处理，免疫组化表达可能受到影响，未能完全除外嗜酸性肉芽肿，建议结合临床及其他实验室检查结果综合分析。免疫组化结果：CD3（+），CD20（+），CD68（较多 +），CD163（部分 +），SMA（部分 +），Ki－67（约 5% +），GFAP（－），Langrin（－），S100（少量 +），CD1a（少许 +），CD34（－）。

外医院会诊我医院病理切片 2 份：（额骨）骨嗜酸性肉芽肿。（颈部）淋巴结反应性增生，伴噬血。原单位免疫组化结果：CD1a（－）、CD3（+）、CD20（灶 +）、CD34（血管 +）、CD68（+）、CD163（+）、GFAP（－）、S－100（个别 +）、Langerin（－）、SMA（血管 +）、Ki－67（约 5% +）；免疫组化结果：CD1a（个别 +）、langerin（+）、CD68（+）、CD3（－）、CD20（－）、Ki－67（散在 +）、S－100（+）、CD21（+）（额骨病变内可见细胞核扭曲折叠的增生细胞，明确表达 S100，支持朗格汉斯细胞组织细胞增生症（Langerhans cell histiocytosis, LCH），嗜酸性肉芽肿。其他标记不甚理想，可能和组织脱钙处理有关）。

组织细胞病 - 突变基因筛查 NGS 检测：存在 KRAS 基因致病突变。

辅助检查的重点和临床启示

辅助检查方面，完成三大常规、肝肾功能、红细胞沉降率及 C 反应蛋白、体液免疫、尿本周蛋白等，以及头颅 MRI 检查。患者为年轻女性，有反复口腔溃疡病史，ANA 阳性，抗 SSA 抗体、抗心磷脂抗体阳性，有风湿免疫性疾病色彩，让人首先联想到是否为系统性红斑狼疮，但综合患者病史，无关节疼痛、蝶形红斑/盘状红斑、光过敏，无多浆膜炎表现，无血液系统、肾脏系统、神经系统损害表现，特异性抗体、抗 dsDNA 抗体抗体及抗 Sm 抗体均阴性，系统性红斑狼疮诊断依据不足。关于口腔溃疡的病因，患者反复口腔溃疡，每年次数大于 3 次。循口腔溃疡诊断思路，检测营养性因素如维生素等可排除营养相关口腔溃疡，其他感染性口腔溃疡通过体格检查及化验可排除。

体格检查未见异常牙齿咬合或异常牙齿，患者也无不良习惯，可排除慢性黏膜创伤。患者因未使用特殊药物，药物性因素导致溃疡等也不支持。自身免疫性疾病中，白塞病也可发生反复口腔溃疡，但该患者无外阴溃疡及眼病和其他证据支持，故不支持白塞病。这就还需在免疫性溃疡及恶性溃疡中进一步寻找证据。通过影像学检查发现，头颅骨多发骨质破坏，需排查骨或骨髓肿瘤方面，本周蛋白及血清免疫固定电泳未见单克隆免疫球蛋白，未找到骨髓浆细胞瘤证据，需进行必要的活检证实。通过 PET-CT 检查及头部 MRI 检查，选择了左侧额骨病变部位骨活检，最终病理证实为 LCH，嗜酸性肉芽肿。进一步行组织细胞病 - 突变基因筛查 NGS 发现患者 *KRAS* 基因突变，位于 BRAF、MAP2K1 上游，为有致病意义的突变。此外，患者抗核抗体阳性，抗 SSA 阳性，唇腺活检证实唇腺淋巴细胞灶，符合干燥综合征病理改变。

五、诊断

（1）LCH。
（2）干燥综合征。
（3）胆内胆管结石。

六、治疗方案及转归

治疗：阿糖胞苷皮下注射治疗，每日 0.15 g 皮下注射。

诊治小结和思考

本例患者以反复口腔溃疡、耳流脓、耳鸣及头晕为主要症状来诊，最终通过颅骨病灶活检确诊 LCH。LCH 为罕见病，发病率为 3 ～5/100 万，大多数患者为 3 岁以下儿童，成人发病率为 1 ～ 2/100 万，北欧白种人发病率较高，而黄种人和黑人发病率较低。

LCH 是一种罕见的多系统性疾病，来源于髓系树突状细胞，而不是皮肤和黏膜中的朗格汉斯细胞，因其形似皮肤和黏膜中朗格汉斯细胞而得名。临床表现多样，异质性强，可累及骨骼、皮肤、肺、垂体/中枢神经系统、肝脾等，最常受累的是骨骼及皮肤，骨受累中以颅面骨多见，其次为椎骨和四肢骨、乳突等，呈溶骨性病变。

本例患者病程中反复口腔溃疡，在 LCH 中，也有口腔受累的报道。需要指出的是，口腔黏膜受累是 LCH 危险器官受累的标准之一。

随着基因检测技术进步，发现患者 BRAF 基因突变，2016 年修订的组织细胞学会分类中，LCH 被定义为髓系肿瘤性疾病。过去十年的加速进展已将其定义为一种炎性髓系肿瘤性疾病，其疾病程度由活化 MAPK 体细胞突变的起源细胞决定。

目前成人的治疗方法尚未统一，LCH 的治疗建议基于器官受累和疾病程度而采取不同治疗方案。对于孤立性骨骼或皮肤受累的单系统，建议局部治疗。在极少数伴有单发皮肤病变单系统病例，应进行手术切除治疗。在皮肤病例中，建议每周口服甲氨蝶呤片，含或不含 6 - 巯基嘌呤（或其前药硫唑嘌呤）。对于多灶性骨受累患者，通常采用相当于多系统的全身治疗作为起始治疗。目前还没有标准的治疗方法，但长春碱和泼尼松龙联合治疗可以作为标准治疗选择，但成年患者往往比儿童表现出更高的药物副作用，而且应答率比儿童差。对于中枢神经系统病变，或原发、复发、难治性病例，阿糖胞苷因其具有血脑屏障穿透性，阿糖胞苷可以作为首选的一线治疗方法。伊马替尼是一种酪氨酸激酶抑制剂，靶向中表达的受体，据报道在难治性 LCH 病例中有效，但也有疗效欠佳的报道。

总结：出现口腔溃疡的患者，需全面搜集病史信息，对口腔溃疡合并颅面部溶骨性破坏者，需警惕 LCH 可能。诊断要依据病理确诊。

病例 22　颜面、四肢水肿 4 月，四肢关节痛 3 月

女性患者，66 岁。

一、主诉

颜面、四肢水肿 4 月，四肢关节肿痛 3 月。

二、现病史及相关病史

患者诉 4 个月前开始无明显诱因出现颜面水肿，无恶寒发热，无眼炎，无四肢疼痛，无胸闷气促，因当时症状不重，患者未系统诊治。3 月余前开始出现双手背及双小腿及足背水肿，继之开始出现四肢关节肿痛，2～3 日后可自行缓解，2～3 日后疼痛再发，疼痛范围逐渐增加至双膝以下，双上肢、颈肩部、头面部，疼痛时活动明显受限，难以步行，缓解时活动自如，双眼交替发红，口干，进食干性食物需用水送服，自觉牙齿松动。遂于 3 月前至 A 医院就诊，查血常规：白细胞计数 6.85×10⁹/L，中性粒细胞百分比 66.6%，血红蛋白含量 121 g/L，血小板计数 243×10⁹/L。甘油三酯 2.02 mmol/L，谷草转氨酶 67 IU/L，乳酸脱氢酶 658 I U/L，尿常规、甲状腺功能、电解质、肾功能、谷丙转氨酶、血糖、血尿酸、白蛋白、胆红素、肌酸激酶、肌酸激酶同工酶（CK-MB）未见异常。未能明确诊断，建议动态观察。上述症状持续存在，2 个月前患者出现发热，鼻塞，间断头晕、头痛，无咳嗽、咳痰，无流涕，多次到 A 医院就诊，均未能明确诊断。后因自觉症状加重遂于 2 月前在该院住院治疗，查免疫球蛋白 IgG 17.25 g/L，CRP 44.7 mg/L，LDH 881 IU/L，天门冬氨酸氨基转移酶 99 IU/L，女性肿瘤标志物、抗磷脂综合征抗体、血管炎抗体、自身免疫抗体未见异常。胸部 CT：①左肺上叶下舌段少许纤维；②两肺透亮度不均伴磨玻璃样改变，考虑肺通气不良可能，不除外合并少许渗出；③对比前片 2020 年 1 月 10 日，新见两肺透亮度不均伴磨玻璃样改变，余肺情况相仿；④肝左叶钙化或结石一枚；⑤考虑胆囊数枚结石，慢性胆囊炎；⑥两肾囊肿。下肢彩超：双下肢动脉内－中膜不均增厚。诊断为"胆囊结石伴慢性胆囊炎、中央型房间隔缺损（卵圆孔型）"等。考虑水肿与"卵圆孔未闭"

有关，建议手术治疗，但患者未行，期间予降脂、调节肠道菌群、改善胃肠动力等治疗。出院后患者因症状持续遂于 1 月前在 A 医院风湿病科就诊，诊断为"风湿性多肌痛"，给予泼尼松片 20 mg qd、洛芬待因缓释片 213 mg bid、普瑞巴林胶囊 75 mg qn 治疗，患者自诉双眼无发红，但其余症状无明显改善，并出现大便难解，3 ～ 5 日 1 次。

患者半月前颜面及四肢水肿加重，颈肩部及四肢疼痛，活动受限，步行困难，颜面部、颈项部、肩背部出现皮下硬结、伴疼痛，爬楼后气紧，夜间不能平卧，发热，最高 T 38 ℃，遂于 12 月 5 日至我院急诊科就诊。查血常规：WBC $9.51 \times 10^9/L$，Hb 106 g/L，NEUT# $7.06 \times 10^9/L$，PLT $305 \times 10^9/L$。CRP 114.2 mg/L，AST 171 U/L，血清铁蛋白 4128.16 ng/mL，LDH 2076 U/L。给予头孢曲松、得宝松治疗，疼痛明显缓解，水肿减轻，为求进一步诊治遂由门诊拟"结缔组织病"收入院。病程中患者无皮疹、脱发，无光过敏，无泡沫尿，无口腔及下阴溃疡，无恶寒，无慢性腹痛、腹泻，无尿频、尿急、尿痛等。自发病以来，患者疼痛时精神差，疼痛缓解后精神可，睡眠差，胃纳一般，近 1 月大便难解，3 ～ 5 日一次，小便黄。半月来体重增加 8 kg。

既往史与其他病史：有胆囊结石、高甘油三酯血症、双肾囊肿病史，1 年前因左鼻根旁基底细胞癌行手术切除治疗，术后恢复良好。否认高血压、糖尿病、冠心病等慢性病史，否认肝炎、肺结核等传染病史，否认其他手术史，否认重大外伤史，否认输血和血制品史。今年 7 月中旬接种第一针新冠疫苗，8 月中旬接种第二针新冠疫苗，有海鲜过敏史，否认药物过敏史。

病史采集的重点和临床启示

在询问颜面、四肢水肿及伴有关节肿痛的患者病史时，应注意以下问题：①症状出现的时间。询问颜面和四肢水肿以及关节肿痛何时开始出现，并了解这些症状已经持续了多长时间、病情发展变化情况、是否有在特定时间段内加重或缓解的情况。询问患者关节肿痛的性质，是游走性疼痛还是固定性疼痛。是否伴有红肿、热痛等炎症表现。②症状的关联性。水肿和关节肿痛的症状是否有相关性。例如，关节肿痛是否在水肿症状出现之后开始出现，或者两者同时出现。③诱发因素。询问颜面、四肢水肿及关节肿痛的诱发因素，如是否与饮食、运动、药物等有关。④伴发症状。除了水肿和关节肿痛之外，患者是否有其他的症状出现。例如，发热、乏力、食欲不振、体重减轻、呼吸困难等。⑤既往病史。询问患者是否有心脏病、糖尿病、肾脏病、慢性肝病以及风湿性疾病病史，因为这些疾病可能导致水肿和关节肿痛。⑥家族病史。询问患者家族中是否有类似的症状或病史，这有助于判断是否存在遗传性疾病的可能。

⑦饮食习惯。询问患者的饮食习惯，特别是是否喜欢吃含盐量高的食物或者腌制品，或者是否存在营养不足低蛋白血症或过敏的问题等。⑧用药情况。询问患者最近是否接受过过量或过速的液体输注，以及是否使用过非甾体抗炎药或肾上腺皮质激素制剂等。

本例患者经过询问，未发现诱因。从发生过程来看，是先手背及小腿、足背肿，后四肢关节肿痛，随后受累关节逐渐增多，以致难以步行，伴有眼红、口干、鼻塞以及间断头晕，多处皮下硬结，活动后气紧、发热，夜间不能平卧。由此可见，患者实际上是多器官系统受累。从诊治经过来看，并不存在低蛋白血症，尿常规也无异常，故不支持肾病性水肿；甲状腺功能无异常，也不支持甲减黏液性水肿。活动后气紧，夜间不能平卧，BNP稍增高，提示心功能可能下降，因此其水肿考虑有心源性因素参与，但颜面部浮肿以及水肿之外的关节肿痛不能以心源性水肿解释，关节肿痛考虑存在关节炎症，多部位皮下结节性质不明，需要进一步查找病因。

三、体格检查

患者 T 36.2 ℃，P 92 次/分，R 20 次/分，BP 126/61 mmHg。双颞部、下眼睑、颈项部、肩部可扪及皮下硬结（图1）。部分皮下硬结触之不可移动，压痛（＋）。肩背部皮下硬结呈青紫色，余结节皮色无特殊。颜面部浮肿，眼睑肿胀，双侧腮腺部位肿胀，皮下可扪及多个结节，无明显压痛。左鼻根旁见陈旧手术瘢痕增生，牙齿部分脱落。双肺呼吸音清，未闻及干湿啰音。心界无扩大，各瓣膜听诊区未闻及杂音。腹平软，全腹无压痛及反跳痛。脊柱无畸形，各椎体无压叩痛，颈肩部肌肉紧张有压痛，余无压痛。双肘、双肩、双膝关节无肿胀，局部肤温不高，压痛明显，双手近端指间、双手掌指、双腕、双踝、双足跖趾关节肿胀，局部肤温不高，压痛明显，双上肢肌肉、双膝以下肌肉、双胫骨面压痛（＋），双手手背凹陷性水肿，双下肢及足背中度凹陷性水肿。

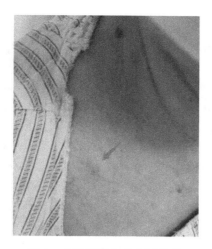

图1 皮肤可见多处皮下结节

体格检查的重点和临床启示

对于颜面、四肢水肿及伴有关节肿痛的患者，体格检查时需要注意以下问题：①关节检查。主要检查关节及关节周围有无肿胀、压痛，若肿胀，是否为红肿，检查有无关节活动受限等症状。②水肿检查。医生需要观察颜面及四肢水肿的程度，水肿的部位和特点，以确定是全身性水肿还是局限性水肿。同时，医生还需要检查患者的颈静脉、肝脏、脾脏等部位，以判断是否存在淤血和肝脾肿大等情况。③皮肤检查。医生需要观察患者的皮肤颜色、温度、湿度等，仔细检查面部和颈背部的皮下结节，注意其大小、质地、颜色、边界等特征，了解皮下结节是否与周围组织粘连，是否伴有局部肿胀和压痛等。④其他检查。浅表淋巴结检查，了解有无淋巴结肿大，判断有无炎症或肿瘤可能性。心脏及肺部检查。听诊心脏，了解有无心律失常，听诊有无杂音，心界有无扩大。胸部叩诊，了解有无浊音或实音等，判断有无肺炎或胸腔积液等；听诊有无哮鸣音或干性及湿性啰音等。

本例患者头面部及颈部和肩部皮下硬结压痛，不可推动，性质不明，有待进一步检查。腮腺部位肿胀，且皮下可扪及多个结节，可能为淋巴结或其他肿物，需进一步辅助检查（如彩超检查），必要时活检来判断。患者心脏及肺部查体未见异常体征，腹部也无异常体征，考虑患者活动后气紧，需进一步做胸部CT、心脏彩超及血液化验检测。

四、辅助检查

2021 年 12 月我院查血常规：WBC 9.51×10^9/L，Hb 106 g/L，中性粒细胞绝对值 7.06×10^9/L，PLT 305×10^9/L。CRP 114.2 mg/L。免疫球蛋白 IgG 14.05 g/L，免疫球蛋白 IgA 2.32 g/L，免疫球蛋白 IgM 0.77 g/L，补体 C3 1.53 g/L，补体 C4 0.5 g/L。肝肾功能：AST 82 U/L，ALT 17 U/L，肌酐 63.0 μmol/L。血脂：总胆固醇 5.91 mmol/L，甘油三酯 2.90 mmol/L，低密度脂蛋白胆固醇 3.87 mmol/L。心肌酶谱：CK 19 U/L，CK-MB 12 U/L，LDH 2076 U/L，HbDH 1708 U/L。尿常规：PH 5.0，结晶 37.5/μL，上皮细胞 51.5/μL。凝血功能：PT 15 s、纤维蛋白原浓度 6.42 g/L。血清铁蛋白 4128.16 ng/mL。抗核抗体、ENA 谱 14 项、抗 dsDNA 抗体、抗 SmD1 抗体、补体 C1q 抗体、抗心磷脂抗体、APS 三项、ANCA 四项以及 AKA、RA33、抗 CCP 抗体均阴性，抗 O、类风湿因子、抗 DNA 酶 B 未见异常。血清 IgG4 测定未见异常。肿瘤标志物 CEA、AFP、CA199、CA125、CA153 未见，人附睾蛋白 4521.600 pmol/L。乙肝病毒 e 抗体阳性，乙肝病毒 c 抗体阳性，丙型肝炎抗体阴性，抗 – HIV 阴性，梅毒抗体阴性。BNP 574.4 pg/mL。糖化血红蛋白 6.1%。PCT、甲功三项、T-SPOT、尿本周氏蛋白。元素六项：铁 1.3 μmol/L，锌 9.8 μmol/L，镁 0.76 mmol/L，铜 24.9 μmol/L，血清不饱和铁结合力 22.0 μmol/L，总铁结合力 23.3 μmol/L。溶贫五项：红细胞脆性试验 44.3%。25-羟维生素 D 测定 43.6 nmol/L。甲状旁腺激素 iPT 1.30 pmol/L，甲状旁腺激素 iPT2 12.26 pg/mL。

头部 CT：①双侧额顶叶及左侧基底节区缺血变性灶待排，必要时行 MRI 检查。②双侧颈内动脉硬化。③双侧上颌窦、筛窦、蝶窦、额窦炎症。④头面部皮下、眶内软组织多发结节，性质待定。心脏彩超：静息状态下，间隔未见明确左向右分流，建议必要时经食管心脏超声检查；彩色多普勒检查未见明显异常血流；左室收缩功能正常。全身骨显像：①左侧肱骨近段髓腔条状代谢增高，考虑良性病变可能性大。②左侧肩锁关节、双侧肘关节、腕关节、双手关节、双侧踝关节代谢增高，考虑炎性病变；脊椎退行性变；骨质疏松。

全腹 CT：①肝 S2 高密度影，肝内胆管结石与钙化灶鉴别。②胆囊多发结石。③双侧肾门及肾门旁多发结节，性质待定，建议增强扫描进一步检查；左肾低密度灶，考虑囊肿可能。④动脉硬化。

胸部 CT 意见：①双肺多发结节，其中 4 枚为磨玻璃结节，怀疑炎性结节。建议 CT 平扫定期（6 ～ 12 个月）复查；右肺下叶钙化灶。②双肺散在炎症，左肺下叶肺大疱。③主动脉及左冠状动脉硬化。④右肺门钙化淋巴结。⑤胸壁皮下水肿，前胸壁皮下多发结节，建议结合临床，必要时增强检查。⑥双侧腋窝淋巴结肿大。⑦所见胆囊结石。

骨密度：腰椎 T 值 –1.8，Z 值 0.0；股骨颈 T 值 –1.8，Z 值 –0.2；全髋 T 值 –1.0，Z 值 0.3。

腕关节彩超：左侧腕关节少量积液并滑膜稍增厚；左侧旋前方肌桡骨附着处增厚并回声不均，考虑炎性改变可能性大；左侧拇短伸肌腱、桡侧腕长伸肌腱之间低回声团，考虑良性病变可能，建议复查。左侧腕关节周围其余肌腱超声检查未见明显异常。指（趾）关节彩超：左手指软组织稍肿胀，左手多发指间关节少量积液；左手多发指屈肌腱深面局限性积液；左手指屈肌腱及伸肌腱超声检查未见明显异常。

双涎腺及颈部淋巴结彩超：双侧腮腺、颌下腺、颈部内实性肿物，考虑异常肿大淋巴结，建议活检。肝胆脾胰 + 双肾输尿管膀胱 + 子宫附件彩超：轻度脂肪肝声像，慢性胆囊炎声像，胆囊多发结石；左肾囊肿，右肾超声检查未见明显异常；子宫、双侧附件区未见明显肿块回声；肝内外胆管、胰腺、脾脏、双侧输尿管、膀胱超声检查未见明显异常。

对患者皮肤结节进行活检，病理报告提示：送检皮肤组织的真皮深层及皮下脂肪组织内见肿瘤细胞弥漫分布，细胞中等偏大，胞浆稀少，核不规则，可见小核仁，核分裂像易见，结合免疫组化及分子病理结果，符合 B 细胞源性非霍奇金淋巴瘤，弥漫大 B 细胞淋巴瘤（非生发中心亚型）。

18F-FDG PET-CT 结果提示（图 2）：①横膈上下（头颈部、胸部、腹盆部、腘窝，详见描述）多发肿大、稍大淋巴结代谢明显活跃，全身皮下、头颈部部分肌肉内多发肿块、结节代谢明显活跃，双肾多发肿块代谢活跃，鼻咽、筛窦、鼻腔、口咽、喉咽、眼眶内多发结节代谢明显活跃，全身多发骨代谢活跃灶，符合淋巴瘤。②双肺多发实性小结节，代谢未见明显异常，建议随诊；双肺多发钙化灶，双肺炎症，双肺多发肺大疱；心包少量积液。③左侧侧脑室前角旁缺血变性灶可能，全组副鼻窦炎。④左肾低密度影，考虑囊肿可能；肝 S2 钙化灶与肝内胆管结石鉴别；胆囊多发结石；左侧输尿管轻度扩张、积液。⑤椎体退行性变，主动脉硬化，全身皮下多发水肿。

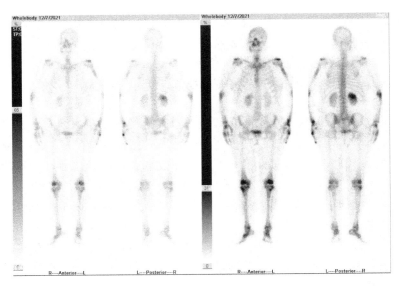

图 2　全身 PET-CT 核素显像

骨髓活检病理报告未见确切白血病及淋巴瘤累及骨髓证据。骨髓流式细胞学检查结果表明送检标本中未检测到明显的免疫表型异常的淋巴细胞。

辅助检查的重点和临床启示

对于颜面四肢水肿和四肢关节痛的患者，需要注意的有以下几方面：①评估全身状况，了解有无器官功能异常，确定有无营养不良，如三大常规、肝肾功能检测、血尿酸检测等。②确定水肿和关节痛的原因。颜面四肢水肿和四肢关节痛可能是由多种原因引起的，包括肾脏疾病、心脏疾病、肝脏疾病、自身免疫性疾病等。通过进行心电图、超声心动图、肾功能检查、肝功能、NT-proBNP 或 BNP，以及通过血常规、尿常规、红细胞沉降率、C 反应蛋白、自身抗体等检查，确定是否有自身免疫性疾病，如系统性红斑狼疮、类风湿关节炎等。③检查是否存在恶性肿瘤。颜面四肢水肿可能是恶性肿瘤的伴随症状之一，而四肢关节痛也可能是恶性肿瘤骨转移的症状之一。通过进行肿瘤标志物、胸腹部 CT 等辅助检查，淋巴结及皮肤皮下结节活检有助于明确肿大淋巴结及皮下结节性质，以及必要时 PET-CT 扫描有助于发现是否存在恶性肿瘤。④确定是否存在感染。颜面及四肢水肿可能是感染的症状之一，而四肢关节痛也可能与感染性疾病相关，因而需要排查，包括检查有无病毒、结核感染等，可以通过查血播八项、结核 T-SPOT 等帮助确定是否存在感染。

本例患者通过化验，确定其存在炎症，但无呼吸道症状、消化道症状以及泌尿道症状。相应影像学检查及化验也未发现上述部位感染证据；关节彩超所见滑膜增厚及关节积液。关节部位肿胀，故考虑炎症以关节炎为主。鉴于患者手背及足背凹陷性水肿，RF 阴性，对称性发病，故考虑为缓解性血清阴性对称性滑膜炎伴凹陷性水肿综合征。还需进一步查找有无继发性因素，如是否继发于肿瘤性疾病。患者进一步行彩超见腮腺、颌下腺等处肿物，需活检。PET-CT 检查发现全身多部位皮下及头颈部部分肌肉内肿块及鼻咽筛窦眼眶等部位多发结节代谢明显活跃，而皮下结节活检结果也提示弥漫大 B 细胞淋巴瘤。还需进一步了解淋巴瘤有无骨髓浸润，行骨穿检查，不支持白血病及淋巴瘤累及骨髓。

五、诊断

(1) 弥漫大 B 细胞淋巴瘤（Ⅳ E 期 NCCN-IPI 评分 7 分 高危）。
(2) 缓解性血清阴性对称性滑膜炎伴凹陷性水肿综合征。
(3) 肺部感染。
(4) 肺诊断性影像检查的异常所见（双肺多发结节）。
(5) 骨实质丧失。
(6) 鼻窦炎。
(7) 胆囊结石。
(8) 单纯性肾囊肿（双肾）。

六、治疗方案及转归

治疗方面，予美洛昔康消炎止痛，并予利尿、抗感染治疗。患者颜面及四肢水肿减轻，但颈肩部及四肢关节仍疼痛，活动受限。确诊为弥漫大 B 细胞淋巴瘤后，转血液科继续治疗，行 R-CHOP 方案化疗（美罗华 600 mg d1 + 多美素 60 mg d2 + 环磷酰胺 1.2g d2 + 长春新碱 2 mg d2 + 强的松 50 mg bid d2 至 d6），辅以止吐、护肝护胃、水化、碱化、利尿等对症治疗。定期化疗后，患者水肿及关节肿痛消退。

诊治小结和思考

本例患者关节肌肉痛，并有炎症指标升高，符合风湿病的常见表现。但疾病分类方面，多种自身抗体检测均阴性，未能明确分类。因患者有肿瘤史，行肿瘤筛查及皮肤活检证实为弥漫大 B 细胞淋巴瘤（Ⅳ E 期 NCCN-IPI 评分 7 分高危）。

本例患者有肿瘤病史，既往手术治疗。本次就诊眼睑及头面部及背部皮下有硬结，皮肤活检显示本例患者为皮肤受累的弥漫大 B 细胞淋巴瘤。弥漫大 B 细胞淋巴瘤继发皮肤受累在我国文献报道较少，国外文献报道，本病发病者多为老年女性，中位年龄 76 岁，临床表现无明显特异性，常表现为周身皮肤结节，甚至局部皮肤出现溃疡、糜烂，以及发热、消瘦、贫血、盗汗等非霍奇金淋巴瘤症状。本例患者为弥漫大 B 细胞淋巴瘤，符合其流行病学特点。

本例患者虽为淋巴瘤，但最显著的症状却是风湿免疫相关的症状，如四肢关节痛。淋巴瘤最常见的表现为淋巴结进行性肿大、发热及盗汗、疲乏、消瘦等全身症状，其淋巴结外发病部位最常见为胃肠道，其次是头颈部、皮肤，头颈部以口咽、舌根、鼻咽和扁桃体组成的咽淋巴环常见。部分淋巴瘤患者以风湿病症状起病或者以风湿病症状为突出表现，如皮疹、关节肿痛、肌痛、肌无力、外阴和（或）口腔溃疡、痛性皮下结节、雷诺现象。因此，淋巴瘤常常以风湿病症状为突出表现而被延误诊断。以风湿病症状为首发的淋巴瘤被误诊为系统性红斑狼疮、风湿性多肌痛、类风湿关节炎、干燥综合征、皮肌炎、血管炎、成人斯蒂尔病、结节红斑、增生性骨关节病等的病例均有少量文献报道。既往研究发现，淋巴瘤伴发的风湿病症状以多关节肿痛、肌肉疼痛、皮疹最为常见，尤其以风湿症状为主要表现的中老年患者，即使有抗体阳性，也要注意肿瘤可能；此外，以风湿症状为主要表现的肿瘤或风湿病合并肿瘤，均以淋巴瘤多见，常需多次多部位活检才能诊断。

B 细胞淋巴瘤临床表现可以分为结内改变和结外侵犯两大类，其中结外发病部位最常见为胃肠道，其次是头颈部、皮肤。淋巴瘤皮肤受累分为原发性皮肤淋巴瘤及淋巴瘤继发皮肤受累两种，以前者较常见。原发性皮肤淋巴瘤常为 T 细胞为主型，病变多局限，多表现为惰性淋巴瘤，且预后良好；淋巴瘤继发皮肤受累常表现为周身皮肤多处病变。另有文献报道，原发性皮肤淋巴瘤及弥漫大 B 细胞淋巴瘤继发皮肤受累均可累及头、颈和四肢，但躯干受累在继发皮肤受累中更具有特征性。非霍奇金淋巴瘤继发皮肤受累是淋巴瘤晚期表现，提示预后不良。

综上所述，某些肿瘤性疾病可出现风湿性疾病症状，而肿瘤往往可能以较为隐蔽的方式发生。以淋巴瘤为例，除了以侵犯淋巴结为表现的淋巴瘤外，也可发生在以非淋巴结肿大为表现的节外淋巴瘤。因此，临床诊断时应注意筛查。对于皮肤病变病因不清的病例，活检是需要的。

病例 23 皮肤黄染、纳差 3 年，尿黄、口苦半年，皮肤瘙痒 10 余天

女性患者，51 岁。

一、主诉

皮肤黄染、纳差 3 年，尿黄、口苦半年，皮肤瘙痒 10 余天。

二、现病史及相关病史

患者 3 年前无明显诱因出现皮肤黄染、纳差、腹胀，无恶心、呕吐等不适症状，当时自觉为"胃病"，未就诊。半年前出现尿黄、口苦、胸骨及双侧胸廓疼痛，于当地医院就诊，自诉当时检测提示肝功能正常，具体诊治经过不详。1 月前（2022 年 6 月 11 日）因车祸于当地 A 医院查胸部 CT 提示肝硬化，进一步于 B 医院查 ALT 136.8 U/L，AST 176 U/L，TBIL 90.9 μmol/L，DBIL 80 μmol/L，ALB 39.7 g/L，GGT 727.4 U/L，ALP 654.5 U/L。乙肝两对半、乙肝 DNA、甲胎蛋白未见明显异常。腹部彩超示肝硬化，予复方甘草酸苷片、参芪肝康、五灵胶囊、联苯双酯滴丸等治疗。3 周前于 A 医院复诊，查 ALT 10 U/L，AST 10 U/L，TBIL 8.85 μmol/L，DBIL 2.31 μmol/L，ALB 41.5 g/L，GGT 21 U/L。丙肝抗体阴性。自身免疫性肝病抗体四项示：AMA-M2 抗体阳性，抗肝肾微粒体抗体、抗肝溶质抗原 1 型抗体、抗可溶性肝抗原/肝胰抗原抗体均阴性。10 余天前，患者出现身皮肤瘙痒，以四肢肢端瘙痒为主，为求进一步诊治，4 天前于我院就诊，查 AST 137 U/L，ALT 30 U/L，TBIL 62.8 μmol/L，DBIL 42.7 μmol/L，GGT 1327 U/L，ALB 38.6 g/L，IgG 43.99 g/L，IgA 4.85 g/L，IgM 4.85 g/L，补体 C3 2.11 g/L，补体 C4 0.44 g/L，血清总补体 72 U/mL，C 反应蛋白 7.9 mg/L。自身免疫性肝病抗体：ANA 阳性1：1280 周边 + 胞浆型，AMA-M2 阳性（+），gp210 阳性（+），铜蓝蛋白、乙肝两对半阴性，超声弹性成像显示肝脏硬度 23.2 kPa。予复方甘草酸苷片、熊去氧胆酸、曲匹布通等治疗，但皮肤黄染及皮肤瘙痒未减轻。患者为求进一步诊治来我院。病程中，患者无恶心、呕吐，无腹痛、腹泻，无黑便、便血，无陶土样

大便，无口干眼干，光过敏，无口腔溃疡，无脱发，无四肢麻木，无意识行为异常等不适。自起病以来，精神一般，饮食、睡眠较差，大便正常，小便色黄，量正常。近3年体重减轻15 kg。

既往史与其他病史：自诉2021年9月开始感轻度胸闷，12月加重偶有胸痛，在当地医院诊治，服用"红花"后明显好转，后仍偶有胸闷至今。胃溃疡病史8年，服药2～3年后好转，具体不详。自诉既往多次泌尿系感染，具体不详。否认糖尿病、冠心病等慢性病史，否认肝炎、肺结核等传染病史，否认手术史。G2P2A0，生育2子，配偶及孩子均体健。否认家族中两系三代与患者有类似疾病，无家族遗传性、免疫性和精神性疾病。

病史采集的重点和临床启示

询问病史时需要注意以下问题：①症状的起始时间和进展。了解皮肤黄染与尿黄及皮肤瘙痒的起始时间和进展，了解皮肤瘙痒的起始时间，是在黄疸出现之前还是之后，以及瘙痒的症状是否随着黄疸的变化而变化，以及这些症状是否逐渐加重或缓解。以此了解上述症状之间的相互关系。②饮食和消化情况。询问患者最近是否摄入大量的富含胡萝卜素的食物，如胡萝卜、南瓜、柑橘等。因为过度摄入这些食物可能导致皮肤黄染和尿黄等表现，通常属于正常生理现象，不需要进行特殊治疗。询问患者食欲、食量、饮食习惯等，以及是否有恶心、呕吐、腹泻等消化系统症状，因为纳差和腹胀可能与消化系统问题有关。③生活习惯、职业和环境因素。询问患者的饮食习惯、生活环境、卫生习惯等，以确定是否由不良生活习惯导致皮肤瘙痒。了解患者的职业和环境因素，如是否经常接触化学物质、重金属等。④有无肝病病史及家族史。询问患者是否有肝病病史，如肝炎、肝硬化、肝癌等，以及是否有家族病史，有助于判断是否存在肝病风险。询问患者家族中是否有与皮肤瘙痒、黄疸、肝病等疾病有关的病史。⑤用药情况。询问患者是否有使用过可能导致皮肤瘙痒的药物，以及可能的影响皮肤瘙痒的因素。⑥其他症状。询问患者是否有其他症状，如皮疹、口干、眼干、口腔溃疡，关节痛，发热、乏力、食欲不振、腹胀，有无肢体麻木等。以此判断患者是否存在全身性疾病。⑦了解诊治经过，包括过去的化验及检查结果，治疗的情况。

本例患者经过询问，发现主要异常为肝功能异常，并且检查发现存在肝硬化，但既往检验结果不支持病毒性肝炎等，患者也无毒物接触史，故化学有毒物质导致肝病也不支持。自身抗体检测方面，有自身免疫性肝病抗体阳性。以上提示患者皮肤黄染及纳差，可能原因为肝病。皮肤瘙痒在上述症状出现之后，期间有服用药物治疗，因此服用的药物也需要排查有无可能与皮肤瘙痒有关。患者证实存在肝病的情况下，还需进一步了解病因和是否存在合并症。

三、体格检查

患者 T 36.7 ℃，P 66 次/分，R 16 次/分，BP 96/55 mmHg。神清，慢性病面容，形体适中，营养一般，查体配合。左颈部可扪及淋巴结肿大，直径约 1 cm。全身皮肤轻度黄染，巩膜轻度黄染，胸廓无畸形，双肺呼吸音清，未闻及干湿啰音，心律齐，各瓣膜听诊区未闻及杂音。腹平软，右上腹有压痛，无反跳痛，肝肋下可触及。胸骨压痛。双下肢无水肿，四肢关节无红肿热痛，四肢肌力、肌张力正常，生理反射存在，病理反射未引出。

体格检查的重点和临床启示

体格检查时需要注意以下方面：①观察皮肤黏膜及巩膜颜色。要仔细检查皮肤黏膜及巩膜的颜色，包括有无皮疹、黄疸及其程度、范围和特征，观察是否有肝掌、蜘蛛痣等体征，同时也要注意是否有皮肤黏膜出血等异常情况。评估患者的皮肤弹性、有无水肿等。②心脏和肝脏检查。判断心脏和血管的情况，包括心脏大小、心音强弱、有无杂音，颈静脉有无怒张等，以便判断肝功能异常是否与心脏功能有关。③腹部检查，了解有无腹壁静脉曲张，肝脏大小、肝区有无叩痛，有无脾大，有无移动性浊音、腹腔积液等，帮助判断病情轻重。④检查神经系统。检查患者是否存在神经系统的异常表现，如意识障碍、抽搐等，这些症状可能与肝性脑病等严重肝病有关。⑤其他检查。检查有无浅表淋巴结肿大，有无口腔溃疡，有无龋齿，有无颜面及四肢水肿等，以判断肝脏损害是局部器官损害还是全身多器官系统损害的一部分。

本例患者通过查体，主要阳性发现为颈部浅表淋巴结肿大、皮肤黄染及巩膜黄染、肝脏增大，以及胸骨压痛。故结合患者病史询问得到的信息和体格检查阳性发现，考虑患者主要受累部位为肝脏部位。胸骨压痛需进一步了解有无骨或骨髓造血组织异常引起疼痛，可考虑进一步化验及骨髓穿刺检查了解有无病变。

四、辅助检查

2022 年 7 月 7 日我院查生化 + 体液免疫：AST 137 U/L，ALT 30 U/L，TBIL 62.8 μmol/L，DBIL 42.7 μmol/L，GGT 1327 U/L，ALB 38.6 g/L，IgG 43.99 g/L，IgA 4.85 g/L，IgM 4.85 g/L，补体 C3 2.11 g/L，补体 C4 0.44 g/L，血清总

补体 72 U/mL，CRP 7.9 mg/L，自身免疫性肝病抗体：ANA 阳性1∶1280 周边＋胞浆型，AMA 1∶1000 阳性，AMA-M2 阳性（＋），gp210 阳性（＋），铜蓝蛋白、乙肝两对半阴性，超声弹性成像：肝脏硬度 23.2 kPa。

2022 年 7 月 11 日入院后完善相关检查。血常规：白细胞总数 4.38×10⁹/L，血红蛋白浓度 84 g/L，平均红细胞体积 78.7 fL，平均血红蛋白量 25.1 pg，血小板计数 173×10⁹/L。尿常规未见异常。大便常规三项：粪血红蛋白试验阴性（－），粪转铁蛋白试验弱阳性（±）。ABO、Rh 血型鉴定：ABO 血型 O 型，RhD 血型阳性（＋）。生化：AST 119 U/L，ALT 42 U/L，ALB 32.6 g/L，球蛋白 46.5 g/L，TBIL 55.1 μmol/L，DBIL 38.6 μmol/L，IBIL 16.5 μmol/L，GGT 1027 U/L，ALP 647 U/L，总胆汁酸 127.9 μmol/L，血清前白蛋白 130 mg/L，α－L－岩藻糖苷酶 59.6 U/L，钾 3.33 mmol/L，肌酐 47.0 μmol/L，β2－微球蛋白 5.03 mg/L，总胆固醇 7.86 mmol/L，甘油三酯 2.48 mmol/L，高密度脂蛋白胆固醇 0.85 mmol/L，低密度脂蛋白胆固醇 5.10 mmol/L，载脂蛋白 A 10.88 g/L，载脂蛋白 B100 1.45 g/L。体液免疫：IgG 22.85 g/L，IgA 4.21 g/L，IgM 4.10 g/L，补体 C3 1.85 g/L，补体 C4 0.38 g/L，血清总补体 66 U/mL。ESR 120 mm/h，CRP 6.2 mg/L。元素四项：铁 5.5 μmol/L，镁 0.83 mmol/L，血清不饱和铁结合力 71.8 μmol/L，总铁结合力 77.3 μmol/L，同型半胱胺酸 12.4 μmol/L。降钙素原 0.119 ng/mL。凝血四项：凝血酶原时间 13.2 s，纤维蛋白原浓度 4.42 g/L，活化部分凝血活酶时间 44.1 s，D－二聚体 0.22 μg/mL。CMV-DNA、EBV-DNA、甲功三项、肿瘤三项、肿瘤筛查组合、丙肝两项、糖化血红蛋白未见异常。狼疮四项＋ENA 谱 14 项＋ANCA 四项：抗核抗体阳性1∶320 周边＋胞浆型，抗线粒体抗体 M2 型抗体阳性，抗SSA（Ro52）阳性，抗 SSA（Ro60）阳性（＋），抗 SSB 阳性，ANCA 阴性。血清维生素测定：VB1 64.172 nmol/L，VB2 352.614 μg/L，VB6 2.076 μmol/L，VB12 339.424 pg/mL。25－羟维生素 D22.3 nmol/L↓。

常规心电图：窦性心律，完全性右束支传导阻滞。

电子胃十二指肠镜检查：①食管轻－中度静脉曲张；②慢性浅表性胃窦炎。

颈部浅表淋巴结彩超检查：左侧颈部 V 区囊性肿物，考虑淋巴管瘤，囊肿外侧相邻的皮下可见一条浅表静脉走行。

肝胆脾胰＋门静脉＋腹水彩超：肝硬化声像，左肝增大，肝内暂未见明显占位病变。门静脉、肝静脉血流通畅。慢性胆囊炎声像。肝内外胆管未见扩张。胰腺超声检查未见明显异常。脾增大。未见明显腹水。双肾输尿管膀胱＋子宫附件（套）彩超：双肾、双侧输尿管、膀胱、子宫声像图未见明显异常。

右侧附件区小囊。左侧附件区未见明显肿块回声。

胸部螺旋 CT 平扫：①双肺实性小结节（3 枚），考虑炎性结节可能性大，建议定期复查（1 年）；②双肺少许炎症；右肺上叶小钙化灶；③纵隔、右侧心膈角多发稍大淋巴结；④双侧乳腺少许钙化灶；⑤肝内多发低密度灶，建议进一步检查。

双光子或 X 线能量骨密度测定：该患者骨密度在同性别、同年龄健康人群范围。

左颈部淋巴结病理活检，手术标本检查报告：（左颈淋巴结）送检纤维脂肪组织内见淋巴结 2 枚，结合免疫组化结果，考虑为淋巴结反应性增生。免疫组化结果（1 号）：CD3（散在 +），CD45RO（散在 +），CD20（散在 +），CD79a（散在 +），CD21（FDC +），CD23（FDC +），Bcl-2（部分 +），CD10（－），Ki-67（约 8% +）。（左颈囊性肿物）送检组织经全取材、石蜡包埋制片，镜下为纤维脂肪及血管组织，并见淋巴结 1 枚，呈反应性增生改变。

上腹部 MRI 平扫 + 呼吸门控 3.0T + 磁共振功能成像（图 1）：①肝右叶炎性改变，结节性肝硬化，脾大，肝周少许积液，右心膈角、腹膜后多发稍大淋巴结；②肝内胆管走行稍僵硬，不除外硬化性胆管炎改变，建议 MRI 增强扫描 + MRCP 进一步检查。

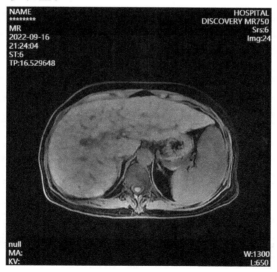

图 1　肝脏 MRI

在超声引导下行肝穿刺组织活检检查：（肝脏组织）送检肝穿刺组织，肝小叶结构破坏，肝细胞水样变性及多灶溶解性坏死，小叶内见较多淋巴细胞及中性粒细胞浸润，部分肝细胞胞浆及毛细胆管内见胆汁淤滞，形态结合免疫组化及特殊染色结果，符合慢性炎性肝损伤（G3S3）改变，考虑为原发性胆汁性胆管炎（PBC），需结合临床其他实验室检查综合考虑。

唇腺活检：送检涎腺组织，小叶结构存在，腺泡数量尚丰富，间质少量淋巴细胞、浆细胞浸润，可见 2 个淋巴细胞聚集灶（＞50 个细胞/灶），不除外干燥综合征，需结合临床。

骨髓穿刺活检病理示：继发性贫血。

辅助检查的重点和临床启示

在进行辅助检查时，应重点考虑以下几个方面：①常规化验。患者皮肤及巩膜黄染，尿黄，需通过血常规、尿常规、肝功能等检测，因患者患有肝病，血液中的胆红素水平升高会导致皮肤黄染。化验除了帮助判断是肝细胞性黄疸还是胆汁淤积性黄疸外，还有助于帮助判断有无合并血液系统损害如溶血性黄疸。肝脏是人体最大的腺体之一，肝脏功能会直接影响胆红素的代谢，可以检测肝脏中各种酶的活性以及其他相关指标，以评估肝脏的功能。②肝炎病毒检查。肝炎病毒是导致黄疸的常见原因之一。因此，应该进行肝炎病毒检查以排除病毒性肝炎等感染性疾病的可能性。③内分泌检查。内分泌失调可能导致皮肤瘙痒和黄疸。例如，甲状腺功能亢进或减退症患者可能会有皮肤瘙痒的表现，因此，甲状腺功能检查也是需要的。④免疫系统检查。免疫系统疾病如自身免疫性肝病等也可能导致黄染和皮肤瘙痒，血中的胆酸浓度增高的时候，会沉积在皮肤，导致皮肤瘙痒。另外，自身抗体检测可以帮助了解除了自身免疫性肝病外，是否合并其他自身免疫性疾病。⑤其他检查。患者还有浅表淋巴结肿大，需进一步排除肿瘤性疾病，需要进行淋巴结活检等相关的检查以明确诊断。

根据以上分析，以下是检验检查结果的一些可能的启示和建议：①血常规检查结果显示白细胞总数、血红蛋白浓度和血小板计数基本正常，但是平均 RBC 体积、平均血红蛋白量偏低，这提示可能存在小细胞低色素性贫血，血生化提示血清铁降低，故支持缺铁所致，但不能完全排除其他如地中海贫血等小细胞低色素贫血。骨髓穿刺显示继发性贫血，排除肿瘤性病变。②患者尿常规未见异常，生化检查结果显示 AST、ALT、TBIL、DBIL、GGT、ALP、总胆汁酸升高，提示患者肝功能异常主要为胆汁淤积型肝病。③IgG 升高，补体 C3 和补体 C4 处于正常范围，患者红细胞沉降率和 CRP 高，可能存在轻度的炎症反应或感染等情况。④抗核抗体阳性1：320 周边＋胞浆型，抗线粒体抗体 M2 型抗体阳性，抗 SSA（Ro52）阳性，抗 SSA（Ro60）阳性，抗 SSB 阳性，

AMA-M2 抗体阳性，这些结果提示可能存在自身免疫性疾病如干燥综合征等。需进一步进行相关检查和治疗。⑤影像学检查提示肝硬化声像和脾大，为慢性肝病和门脉高压表现。肝内多发低密度灶，肝穿刺活检显示肝小叶结构破坏、肝细胞水样变性及多灶溶解性坏死等，符合慢性炎性肝损伤改变，考虑为原发性胆汁性胆管炎。⑥体格检查及影像检查提示多发稍大淋巴结，切除的左颈部淋巴结考虑为淋巴结反应性增生，排除淋巴瘤。⑦患者多个自身抗体阳性，干眼症筛查及唇腺活检支持干燥综合征。因此，该患者主要诊断为干燥综合征合并原发性胆汁性胆管炎。

五、诊断

（1）原发性胆汁性肝硬化［食管静脉曲张，脾大，腹腔感染（慢性胆囊炎）］。

（2）干燥综合征（舍格伦综合征）。

（3）慢性胆囊炎。

（4）胆囊结石。

（5）维生素 D 缺乏。

（6）完全性右束支传导阻滞。

（7）反应性淋巴结炎（左颈部）。

（8）浅表性胃窦炎。

六、治疗方案及转归

予熊去氧胆酸胶囊（优思弗）0.25 g 每天 3 次口服，异甘草酸镁注射液（天晴甘美）、多烯磷脂酰胆碱（易善复）、丁二磺酸腺苷蛋氨酸（思美泰）护肝、降酶、退黄，血浆置换治疗。患者入院时皮肤瘙痒明显，夜间不能入睡，给予消胆胺口服，每次 4 g，一天 4 次，并予护胃、补钙、补充维生素 B6 和维生素 D2、补钾等治疗。2022 年 7 月 29 日加用甲泼尼龙 16 mg qd、白芍总苷 0.3 g bid 治疗。经上述治疗后，患者乏力、纳差、皮肤瘙痒较前好转，复查肝功能较前好转。2022 年 7 月 29 日血常规：白细胞总数 8.46×10^9/L，红细胞总数 3.19×10^{12}/L，血红蛋白浓度 84 g/L，红细胞压积 0.247，平均 RBC 体积 77.4 fL，平均血红蛋白量 26.3 pg，血小板计数 191×10^9/L。肝功：AST 94 U/L，ALT 54 U/L，ALB 41.3 g/L，球蛋白 23.4 g/L，TBIL 45.9 μmol/L，DBIL 29.5 μmol/L，GGT 218 U/L，ALP 201 U/L，总胆汁酸 188.7 μmol/L，肌酐（酶法）45.5 μmol/L。CRP 4.7 mg/L，红细胞沉降率 12 mm/h。

8月20日患者出现发热、腹痛，诊断为泌尿道感染，当地医院抗感染治疗后，其发热及腹痛减轻，但转氨酶及胆红素进一步升高。继续予熊去氧胆酸0.25 g 每天三次口服，以及甲泼尼龙每天 12 mg 口服治疗。9月9日起，加用硫唑嘌呤 50 mg 口服。患者胆红素在开始治疗后逐渐降低，后又逐渐升高，10月10日起，增加熊去氧胆酸用量至每天 500 mg，一天两次。

治疗后患者起初 AST 及 ALT 逐渐下降，但此后又缓慢上升，继续治疗后又逐渐下降（图2），血总胆汁酸治疗开始后明显升高，但继续治疗后总胆汁酸又逐渐下降，增加熊去氧胆酸后胆汁酸水平又升高（图3）。

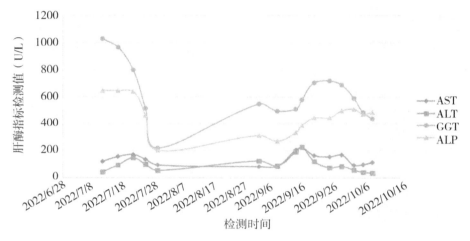

图2　肝酶指标变化趋势

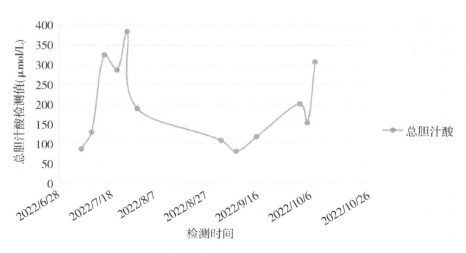

图3　总胆汁酸变化趋势

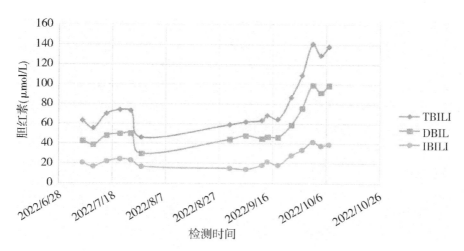

图 4　血胆红素变化趋势

诊治小结和思考

本例患者本次就诊前 3 年便发现皮肤黄染，目前通过肝功能检测，自身抗体检查及肝脏病理检查，确认为原发性胆汁性胆管炎，彩超提示存在肝硬化。

原发性胆汁性胆管炎（primary biliary cirrhosis，PBC）是一种全球性的罕见疾病（患病率 < 50/10 万），女性患病数约为男性 10 倍。临床中 PBC 的发病率与患病率全球差异显著，过去 10 年，全球每 10 万人的发病率在 0.84 ~ 2.75，患病率为 1.91 ~ 40.2；在北美，每 10 万人发病率与患病率分别为 2.96 和 29.92；在欧洲，每 10 万人发病率与患病率分别为 2.61 及 17.31；在亚太地区，每 10 万人发病率与患病率分别为 0.86 和 15.33。

PBC 的自然史大致分为 4 个阶段：①临床前期。AMA 阳性（约 95%），但生化指标无明显异常，该阶段通常在 10 年以上。②无症状期。有生化指标异常，但没有明显临床症状，该阶段 5 ~ 10 年。③症状期。出现瘙痒（发生率 20% ~ 80%），乏力（20% ~ 80%），右上腹痛、腹胀（约 17%）等不适症状，进展至肝硬化 5 ~ 8 年。④失代偿期。出现消化道出血、腹水、肝性脑病等临床表现。PBC 多为隐匿起病，前期患者可无不适。本例患者 3 年前皮肤黄染、纳差、腹胀，提示出现胆汁淤积，可归为无症状期与症状期之间；目前患者出现皮肤瘙痒、右上腹痛等不适，影像学检查提示肝硬化期，可归类为症状期。以上与 PBC 自然病程基本相符。

由于 PBC 患者常合并其他自身免疫性疾病（如干燥综合征、系统性红斑狼疮、系统性硬化病、类风湿关节炎、特发性肌炎等），因此，PBC 患者常出现多种自身抗体异常，与其诊断及预后具有一定相关性。血清 AMA 是诊断 PBC 的特异性标志物，此外，AMA 阳性也可见于各种肝内及肝外疾病，如其他结缔组织病、慢性丙型肝炎，各种原因所致急性肝衰竭、慢性细菌感染等，甚至是健康人群。本例患者除了 AMA 抗体阳性外，抗核抗体也是阳性。抗核抗体是 PBC 的另一重要标志物，文献报道约 50% PBC 抗核抗体阳性。PBC 患者抗核抗体的主要荧光模式为细胞核膜型、细胞核点型和着丝点型，少见的荧光模式有抗 SSA/SSB、细胞核均质型、核仁型及颗粒型等。核膜型（主要以 gp210 和 p62 为靶点）和核点型（包括 sp100 在内的多个蛋白为靶点）对 PBC 具有高度特异性。在 AMA 阴性情况下，EASL-PBC 指南推荐在患者伴有胆汁淤积和特异性 ANA 荧光模式（核点型或核周型）或 ELISA 的结果（sp100，gp210 抗体）时可以诊断 AMA 阴性 PBC。

对于本例诊断明确的 PBC 患者，熊去氧胆酸（ursodeoxycholic acid，UDCA）作为一线治疗执行。对于任何阶段的 PBC 患者，每日 13 ～ 15 mg/kg 的剂量应长期使用，避免停药。本例患者熊去氧胆酸治疗后 ALP 及 GGT 明显下降，但胆红素水平尚未恢复正常，总胆汁酸在治疗前期逐渐升高，易被误认为胆汁淤积加重。UDCA 治疗后，血液中胆汁酸成分既有自身胆汁酸，也有熊去氧胆酸加入其中成为主要成分，一般在治疗初期升高。

本例患者来诊时，皮肤瘙痒明显，无法入睡。瘙痒是 PBC 的常见症状，严重者可影响睡眠。目前瘙痒的原因尚未明确，胆盐、内源性阿片类药物、组胺、血清素和各种类固醇代谢物等多种分子被认为是胆汁淤积中的潜在致瘙痒物。其中，血清 ATX（血清自分泌蛋白）的活性可将溶血磷脂酰胆碱转化为溶血磷脂酸（LPA），与瘙痒的严重程度有关。瘙痒的治疗常用消胆胺、利福平和阿片类拮抗剂。消胆胺是目前治疗瘙痒的一线用药，但在同时服用 UDCA 情况下，可降低 UDCA 效果，因此在其他药物（尤其是 UDCA）后 1 小时或 4 小时给药，以避免抑制其吸收。本例患者还有维生素 D 缺乏。文献报道 PBC 患者经常缺乏维生素 D，与 UDCA 反应不完全、肝硬化发展、肝脏相关死亡率或需要肝移植相关。

总结：PBC 是一种自身免疫性慢性胆汁淤滞性肝病，早期干预对该病的预后具有良好效果。由于其起病隐匿，因此，该病的早期诊断具有重要意义。对于症状期患者，加用 UDCA，以及对症治疗可缓解疾病进展，提高患者生活质量。同时，长期随访，及时进行 UDCA 生化评估，反应不佳者加用二线药物，对于 PBC 患者治疗具有重要意义。